आरोग्याचा पासवर्ड

आहार

डॉ. प्रणिता अशोक

सकाळ प्रकाशन

सकाळ प्रकाशन

AAROGYACHA PASSWORD : AAHAR

© 2026, Dr. Pranita Ashok

आरोग्याचा पासवर्ड आहार

© २०२६, डॉ. प्रणिता अशोक

प्रथम आवृत्ती	:	मार्च २०२६
प्रकाशक	:	सकाळ मीडिया प्रा. लि. ५९५, बुधवार पेठ, पुणे ४११ ००२
संपादन	:	वर्षा आठवले
मुखपृष्ठ आणि मांडणी	:	मधुमिता शिंदे
मुद्रितशोधन	:	अश्विनी महाजन
मुद्रणस्थळ	:	विकास प्रिंटिंग ॲण्ड कॅरिअर्स प्रा. लि. प्लॉट नं. ३२, एमआयडीसी, सातपूर, नाशिक
ISBN	:	978-93-47138-21-8
संपर्क	:	९८८१५ ९८८१५/८८८८८ ४९०५० sakalprakashan@esakal.com

'मी निरोगी तर कुटुंब निरोगी' या ध्यासाने,
संसाराचा गाडा समर्थपणे हाकतानाही,
स्वतःच्या आरोग्यासाठी लढा देऊन
वजन कमी करणाऱ्या आणि आजारमुक्त झालेल्या,
माझ्या सर्व लढवय्या भगिनींना...

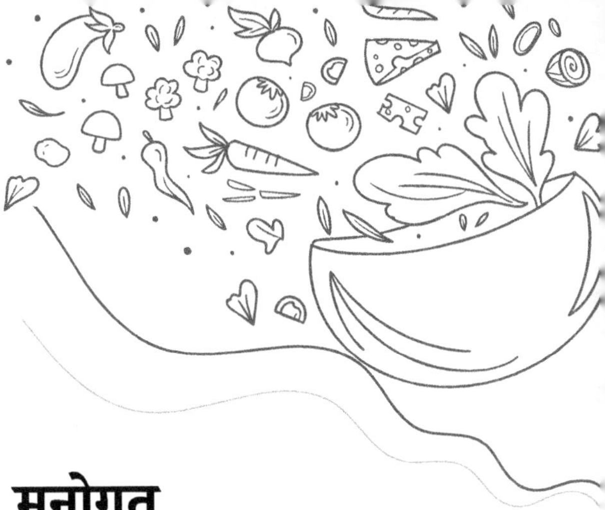

मनोगत

अन्नं वै प्राणाः।

(अन्न हेच प्राण आहे.)

आपल्या पूर्वजांनी उपनिषदांमध्ये लिहून ठेवलेले हे सुभाषित आजही तितकेच, किंबहुना अधिक प्रकर्षाने लागू होते. शरीर नावाच्या या अद्‌भुत यंत्राला चालवणारे इंधन म्हणजे आहार! परंतु दुर्दैवाने, आजच्या वेगवान युगात आपण 'जगण्यासाठी खाणे' सोडून 'खाण्यासाठी जगणे' किंवा 'मिळेल ते आणि मिळेल तेव्हा खाणे' या चक्रात अडकलो आहोत.

आजचे एकविसावे शतक तंत्रज्ञानाचे असले, तरी ते शारीरिक निष्क्रियतेचेही बनू पाहत आहे. आपली जीवनशैली 'बैठी' झाली आहे आणि आहार 'पॅकेज्ड' झाला आहे. सकाळी उठल्यापासून रात्री झोपेपर्यंत आपण अन्नाच्या नावाखाली जे शरीरात ढकलतो, त्यात सत्त्व कमी आणि चव जास्त असते. कामाचा ताण, अपुरी झोप, स्क्रीन टाइमचा अतिरेक, आणि व्यायामाचा अभाव यांमुळे आपण आरोग्यापासून दूर जात आहोत.

काही दशकांपूर्वी जे आजार वृद्धापकाळात व्हायचे, ते आता विशी-तिशीत पाहायला मिळत आहेत. मधुमेह, रक्तदाब, थायरॉईड आणि लठ्ठपणा यांसारख्या समस्या घराघरांत पोहोचल्या आहेत. या सर्वांच्या मुळाशी शोध घेतला, तर एकच बाब समोर येते – ती म्हणजे आपला विस्कळीत झालेला आहार!

२०२०मध्ये आलेल्या कोरोना साथीने जगाला एका रात्रीत थांबवले! या संकटाने आपल्याला एक अत्यंत महत्त्वाचा धडा शिकवला – तो म्हणजे 'रोगप्रतिकारक शक्ती'. ज्या वेळी औषधे आणि रुग्णालये कमी पडत होती, तेव्हा ज्याची आंतरिक शक्ती मजबूत होती, तो या संकटातून ताठ मानेने बाहेर पडला. 'रोग झाल्यावर उपचार करण्यापेक्षा, रोग होऊच नये यासाठी शरीर सज्ज ठेवणे' (Prevention is better than cure) हे किती महत्त्वाचे आहे, याची जाणीव आपल्याला या काळात झाली. आपण पुन्हा एकदा आपल्या स्वयंपाकघरातील मसाल्यांकडे, काढ्यांकडे आणि साध्या, घरगुती अन्नाकडे वळलो. परंतु कोरोना जाताच आपण पुन्हा आरोग्याच्या बाबतीत बेफिकीर झालो आहोत. 'आरोग्यापुढे सर्व काही शून्य आहे', या जाणिवेला अधिक शास्त्रीय अधिष्ठान प्राप्त करून देणे हाच या पुस्तकाचा हेतू आहे.

गेल्या आठ-दहा वर्षांपासून लठ्ठपणा कमी करण्यासाठी मी काम करत आहे. या निमित्ताने हजारो रुग्ण हाताळले असून त्यातून हाती आलेला डेटा, रुग्णांवर त्यांच्या शारीरिक जडणघडणीनुसार केलेले उपचार यातून आहाराची अत्यंत सोपी; पण दीर्घ काळ टिकणारी पद्धत विकसित करता आली, याचा मला विशेष आनंद आहे. आजकाल 'डाएट' म्हणजे काहीतरी 'लक्झरी' बाब म्हणून त्याकडे पाहिले जाऊ लागले आहे. त्यातही आहाराबाबत असंख्य शॉर्टकट मारून 'डाएट प्लॅन'च्या नावाखाली अनेक अनैसर्गिक गोष्टी लादल्या जात आहेत, ज्यांचे घातक परिणाम शरीरावर होत असतात. याबाबतही जागृती करण्याचा प्रयत्न या पुस्तकात केला आहे. तसेच, आरोग्य ही महागडी नाही, तर अत्यंत स्वस्त बाब आहे, जी तुमच्या योग्य आहारातून मिळू शकते, हे सांगण्याचाही या निमित्ताने प्रयत्न केला आहे.

म्हणूनच, हे पुस्तक केवळ 'डाएट चार्ट' देणारे मार्गदर्शक नाही, तर आधुनिक वैद्यकीयशास्त्र आणि आपले समृद्ध भारतीय आहारशास्त्र यांचा एक सुवर्णसंगम आहे. आधुनिक विज्ञान आपल्याला कॅलरीज, प्रथिने, कर्बोदके आणि जीवनसत्त्व यांची गणिती मांडणी शिकवते; तर भारतीय आयुर्वेद आपल्याला ऋतुमानानुसार आहार, अन्नाचा प्रकृतीवर होणारा परिणाम, आणि उपवासाचे शास्त्र समजावून सांगते.

जेव्हा आपण 'एनर्जी'साठी कर्बोदकांचा विचार करतो, तेव्हाच आपण डाळी आणि भरड धान्यांच्या पारंपरिक ताकदीलाही विसरता कामा नये. आपल्या

पूर्वजांनी ऋतूंनुसार जे सण-उत्सव आखले, त्यामागे केवळ धार्मिक भावना नव्हती, तर आरोग्याचे शास्त्र होते. आषाढी एकादशीचा सात्त्विक आहार असो वा हिवाळ्यातील पौष्टिक डिंकाचे लाडू – यामागे शरीराला त्या-त्या काळात आवश्यक असणारे पोषण देण्याचा उद्देश होता.

या पुस्तकाची रचना अत्यंत अभ्यासपूर्ण आणि संपूर्ण आरोग्याचा दृष्टिकोन समोर ठेवून करण्यात आली आहे. केवळ वजन कमी करणे म्हणजे आरोग्य नव्हे. आरोग्याचा पाया हा अन्नातील सूक्ष्म घटकांपासून सुरू होतो. प्रथिने, मेद, फायबर आणि खनिजे यांचे आपल्या शरीरातील 'बिल्डिंग ब्लॉक' म्हणून असलेले महत्त्व यात सविस्तर मांडले आहे.

आपले हृदय, डोळे, यकृत आणि हाडे यांना नेमके काय हवे असते? आपला मेंदू कोणत्या खुराकावर तल्लख चालतो? याची उत्तरे या पुस्तकात मिळतील. लहान मुलांचे पोषण, किशोरवयीन मुलांचे बदलणारे हार्मोन्स, गर्भवती मातांची गरज आणि मेनोपॉजच्या काळात स्त्रियांना हवा असलेला आधार, या सर्व टप्प्यांचा विचार यात केला आहे. आधुनिक व्याधींवर मात करण्यासाठी जसे की, पीसीओडी, युरिक ॲसिड आणि ॲसिडिटी यांसारख्या जीवनशैलीजन्य आजारांवर औषधांपेक्षा 'आहार' हेच कसे प्रभावी शस्त्र ठरू शकते, याचे मार्गदर्शन येथे मिळेल.

जैसा अन्न, वैसा मन।

आपण जे खातो, त्याचा परिणाम केवळ आपल्या वजनावर नाही, तर आपल्या विचारांवर आणि मानसिक आरोग्यावरही होतो. आतड्यांचे आरोग्य (गट हेल्थ) आणि मनाचा संबंध आता विज्ञानानेही सिद्ध केला आहे. ताणतणाव कमी करण्यासाठी आणि शांत झोप लागण्यासाठी योग्य आहार किती महत्त्वाची भूमिका बजावतो, हे या पुस्तकातील 'लाईफ बॅलन्स फॉर्म्युला'मधून स्पष्ट होईल.

आजकाल सोशल मीडियावर आहाराविषयी टीप्स देणारे हजारो तज्ज्ञ तयार झाले आहेत. परंतु शरीरशास्त्राचा अभ्यास करून शास्त्रीय दृष्टिकोनातून आणि वैज्ञानिक संशोधनावर आधारित माहितीची गरज या पुस्तकातून काही अंशी पूर्ण होईल याची खात्री आहे. हे पुस्तक वाचकांसाठी केवळ माहितीचा संग्रह नसून, तो जीवन जगण्याचा एक नवा दृष्टिकोन आहे. यामध्ये केवळ 'काय खावे' हे सांगितले नसून, 'कधी, कसे आणि किती खावे' याचेही मार्गदर्शन केले आहे.

मिठाचा आणि साखरेचा अतिरेक टाळून, निसर्गचक्राशी जुळवून घेणारा आहार आपल्याला दीर्घायुष्याकडे नेऊ शकतो.

हे पुस्तक वाचताना तुम्हांला जाणवेल की, आरोग्य मिळवणे हे खर्चीक किंवा कठीण नसून, ते केवळ आपल्या सवयींमध्ये शिस्त आणण्याचे काम आहे. यातील यशोगाथा वाचून तुम्हांला नक्कीच प्रेरणा मिळेल. स्वतःला आणि आपल्या कुटुंबाला निरोगी ठेवण्याच्या या प्रवासाला सुरुवात करण्याची चालना तुम्हांला मिळेल. लक्षात ठेवा, तुमची तब्येत हीच तुमची खरी संपत्ती आहे आणि तिचा पाया हा तुमच्या ताटातील अन्नावर रचला जातो. पुस्तक वाचल्यानंतर एक जरी आहाराची चांगली सवय लागली तरी माझ्या अनुभवाचा, लिखाणाचा उपयोग झाला, असे मी मानेन.

या पुस्तकाला आकार देण्यात अनेकांचे योगदान आहे. परंतु माझ्या काही भगिनी आहेत, ज्यांनी अत्यंत कठीण परिस्थितीत कधी नवरा, कुटुंब यांना कळूही न देता केवळ माझे आरोग्य चांगले राहिले तरच माझे कुटुंब टिकेल या ममत्व भावनेने विचार करून स्वतःचे वजन कमी केले, आजारांपासून स्वतःची मुक्तता करून घेतली, या साऱ्या जणींच्या अफाट इच्छाशक्तीच्या बळातून हे पुस्तक साकारले आहे. त्यांची धडपड मला सतत लिहिण्याची आणि अधिक काम करण्याची ऊर्मी देत राहिली. यापूर्वीच्या पुस्तकांना आपण भरभरून दाद दिली. हे पुस्तकही निरोगी जगण्याचा एक नवा दृष्टिकोन आपल्याला देईल, अशी खात्री आहे.

हे पुस्तक सकाळ प्रकाशन करत आहे, याचा विशेष आनंद आहे. सकाळ प्रकाशनाच्या कार्यकारी संपादक दीपाली चौधरी, वरिष्ठ उपसंपादक वर्षा आठवले; तसेच मला कायम संशोधन करण्यासाठी प्रेरणा देणारे पी. एस. बोरले सर, माझे पेशंट व प्रसिद्ध लेखक प्रणव सखदेव, आणि माझ्या सतत मागे लागून काम करून घेणारी माझी मैत्रीण हेमांगी देशमुख यांच्या मार्गदर्शनाशिवाय हे पुस्तक पूर्ण होणे अशक्य होते. या सर्वांचे मी मनापासून आभार मानते. पुस्तकाच्या प्रवासासाठी आणि तुमच्या उत्तम आरोग्यासाठी खूप खूप शुभेच्छा!

– डॉ. प्रणिता अशोक

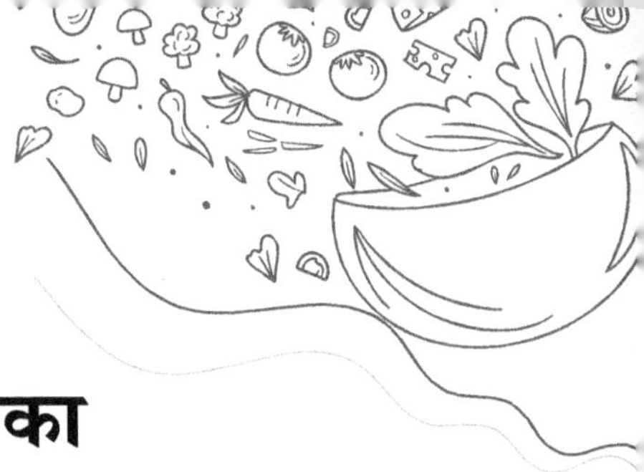

अनुक्रमणिका

विभाग पहिला : आरोग्याचा पाया : अन्नघटक आणि त्यांचे सामर्थ्य

विभाग दुसरा : अवयवांना बळकट ठेवणारा आहार

विभाग तिसरा : आजार आणि आहार

विभाग चौथा : ताणतणाव, झोप, व्यायाम आणि आहार

विभाग पाचवा : विशेष गरजांसाठी आहार

विभाग पहिला

आरोग्याचा पाया

अन्नघटक आणि त्यांचे सामर्थ्य

शरीराचे चक्र किंवा इंजीन सुरळीत चालण्यासाठी अनेक गोष्टी आवश्यक असतात. सर्वांत महत्त्वाचा घटक म्हणजे आपला आहार. सर्व अन्नघटक आपण योग्य प्रमाणात आणि योग्य पद्धतीने खाल्ले तर आपण निरोगी राहतो. यात गडबड झाली किंवा असंतुलन झाले तर मात्र शरीराचे इंजीन बिघडायला सुरुवात होते; त्यातून हळूहळू शरीराला आजार चिकटतात.

कर्बोदके, प्रथिने, चरबी, जीवनसत्त्वे, खनिजे आणि पाणी असे अन्नघटक शरीराच्या वाढीसाठी, ऊर्जेसाठी आणि प्रतिकारशक्तीसाठी आवश्यक आहेत. फळे, भाज्या, संपूर्ण धान्य, दूध, कडधान्ये आणि मासे यांसारख्या पदार्थांमधून हे घटक मिळतात. शरीराला आवश्यक असणारे अन्नघटक या विभागात सविस्तर समजून घेऊ.

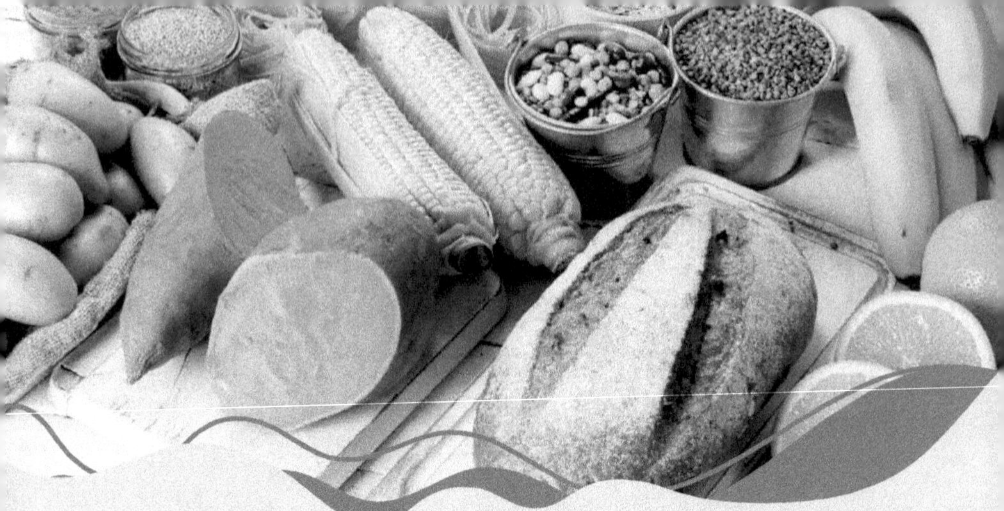

१.१

'एनर्जी'चा धमाका : कर्बोदके!

कर्बोदके म्हणजेच कार्बोहायड्रेट्स (CHO) ही कार्बन, हायड्रोजन आणि ऑक्सिजन यांपासून बनलेली सेंद्रिय संयुगे आहेत. ते प्राथमिक मॅक्रोन्युट्रिएंट्सपैकी एक आहेत आणि शरीरासाठी ऊर्जेचा मुख्य स्रोत म्हणून काम करतात. विविध पदार्थांमध्ये आढळणारी कर्बोदके शरीराच्या योग्य कार्यासाठी आणि संपूर्ण आरोग्यासाठी आवश्यक असतात.

कर्बोदकांचे महत्त्व

शारीरिक आणि मानसिक कार्यक्षमतेसाठी कर्बोदके आवश्यक असतात. दैनंदिन क्रियांसाठी ते आवश्यक ऊर्जा प्रदान करतात.

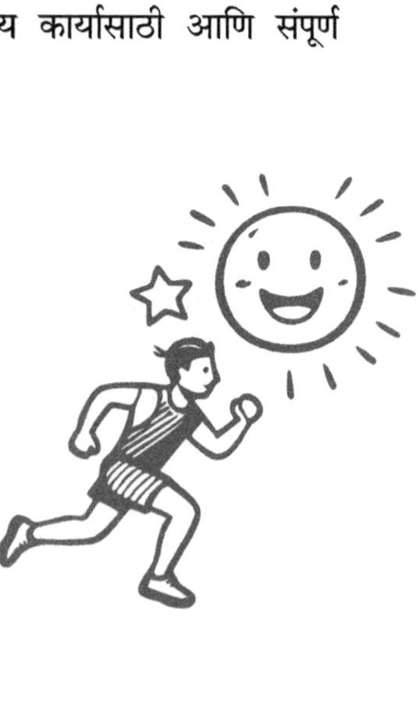

आजार कमी करायचे असतील, तर आहारातील प्रत्येक पोषणमूल्य शरीराला योग्य प्रमाणात पुरवले गेले पाहिजेत. म्हणजेच, कर्बोदके, प्रोटीन, फॅट्स, व्हिटॅमिन्स आणि मिनरल्स हे योग्य

प्रमाणात, योग्य वेळी आपल्या शरीरात जातील तेव्हा आपल्याला झालेले आजार कमी होण्यास सुरुवात होईल.

कर्बोदके न घेतल्यास काय होते?

कर्बोदके ही आपल्या शरीरासाठी इंधनाचे काम करतात. त्यामुळे आपण कर्बोदकांशिवाय आहार घेतला, तर आपल्याला लवकरच अशक्तपणा जाणवू लागतो. अनेक दिवस कर्बोदके खाल्ली नाहीत, तर भूक अचानक वाढते आणि आपण चिप्स, चॉकलेट आणि तळलेले पदार्थ यांसारखे विविध अपायकारक पदार्थ खाऊ लागतो. म्हणूनच, आपल्या आहारात भात, पोळी, भाकरी समावेश करणे आवश्यक आहे, ज्याचे प्रमाण आपल्या एकूण अन्नग्रहणाच्या किमान ४० ते ५० टक्के असावे. या पदार्थांमधून फायबर, जीवनसत्त्वे आणि खनिजे यांसारखी आवश्यक पोषक तत्त्वेदेखील मिळतात.

थोडक्यात, कर्बोदके आहारातून पूर्णपणे वगळणे किंवा अतिरिक्त प्रमाणात खाणे, दोन्हीही अयोग्य ठरेल. आहारात त्यांचे प्रमाण योग्य राखणे आवश्यक आहे.

योग्य प्रमाणातील कर्बोदके शरीराला आवश्यकच!

'कर्बोदके खाणे म्हणजे वजन वाढवणे, रक्तशर्करेला आमंत्रण. तंदुरुस्त राहायचे असेल किंवा जिममध्ये जाऊन पिळदार शरीर बनवायचे असेल तर कर्बोदके कमीत कमी खावीत आणि किटोसारखे डाएट करायला हवे' असे अनेक प्रकारचे गैरसमज सध्या पसरलेले दिसतात.

कर्बोदकांचे कार्य समजून न घेता त्यांना चांगले किंवा वाईट ठरवणे चुकीचे आहे. शरीराला लागणाऱ्या एकंदर ऊर्जेची निम्म्याहून अधिक गरज कर्बोदकांमुळे भागवली जाते. त्यामुळे त्यांचा आहारात समावेश करणे आवश्यक आहे. गरज आहे ती योग्य प्रमाणाची! कोणत्याही गोष्टीचा अतिरेक नेहमीच वाईट असतो, आणि हे कर्बोदकांनाही लागू होते.

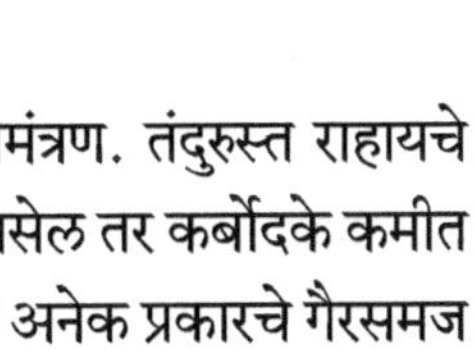

कर्बोदके हा आपल्या आहारातील एक मूलभूत घटक आहे. शरीराला ऊर्जा प्रदान करण्यासाठी आणि एकूणच चांगले आरोग्य राखण्यात त्यांची भूमिका महत्त्वाची असते. कर्बोदकांचे विविध प्रकार, त्यांचे

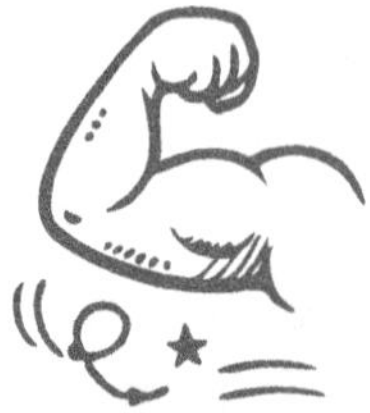

स्रोत आणि त्यांचे महत्त्व यांना समजून घेतल्यास आपल्याला योग्य आहाराची निवड करणे शक्य होईल.

शरीरातील सर्व अवयव, स्नायू आणि पेशींना ऊर्जेची आवश्यकता असते. शरीराला लागणाऱ्या एकूण ऊर्जेच्या गरजांपैकी जास्तीत जास्त गरज कर्बोदकांमुळे भागवली जाते. काही अवयव तर पूर्णपणे कर्बोदकांपासून मिळणाऱ्या ऊर्जेवर अवलंबून असतात.

१. **ऊर्जा :** शरीरातील सर्व पेशी, स्नायू, तसेच मेंदू व नसा यांना साखरेपासूनच ऊर्जा मिळते.
२. **निर्माण व झीज :** पेशी तयार होण्यासाठी व त्यांची झीज भरून येण्यासाठी कर्बोदकांचा उपयोग होतो.
३. **ग्लायकोजन :** शरीराची गरज भागवून उरलेली जास्तीची कर्बोदके यकृताकडे पाठवली जातात. तेथे ती ग्लायकोजनमध्ये रूपांतरित होऊन पुढील काळासाठी साठवली जातात.
४. **तंतुमय कर्बोदके अथवा सेल्युलोज :** इतर कर्बोदकांपेक्षा याचे कार्य वेगळे आहे. त्यात शरीरासाठी आवश्यक पोषक तत्त्वे नसतात. किंबहुना शरीर या तंतूंचे पचनही करू शकत नाही. आणि म्हणूनच या तंतूंचा मुख्य उपयोग शौच बांधणीसाठी होतो. आपल्या आहारात भरपूर पालेभाज्या, सालीसकट खाता येण्यासारखी फळांचा समावेश असेल, शौचास नेहमी साफ होईल.

कर्बोदकांचे मुख्य प्रकार व स्रोत

१. **सिंपल कार्बोहायड्रेट्स :** म्हणजेच साखर; त्याचबरोबर फळांमध्ये असणारी फ्रुक्टोज, दुधामध्ये असणारी लॅक्टोज, मध, गूळ, काकवी
२. **कॉम्प्लेक्स कार्बोहायड्रेट्स :**
   - स्टार्च : तांदूळ, रताळे, बटाटे आणि सुरण यांपासून मिळते.
   - फायबर किंवा चोथा : सर्व प्रकारच्या भाज्या, फळे आणि धान्याचा कोंडा यातून मिळतात.

कर्बोदकांचे प्रकार

१. **साखर :** साखर साधे कर्बोदक आहे, जे त्वरित ऊर्जा प्रदान करते.

२. **स्टार्च :** स्टार्च जटिल कर्बोदक आहे, जे हळूहळू विघटित होते, आणि ऊर्जेचा दीर्घ काळ टिकणारा पुरवठा करते.

३. **फायबर :** ऊर्जेचा महत्त्वपूर्ण स्रोत नसले, तरी पचनक्रियेसाठी महत्त्वपूर्ण आहे. आणि पचनक्रिया आरोग्यासाठी महत्त्वपूर्ण आहे.

४. फळे, भाज्या, धान्ये, शेंगा हे सर्व कर्बोदकाचे समृद्ध स्रोत आहेत. दुग्धजन्य पदार्थांमध्येही नैसर्गिक शर्करा असते.

५. **संपूर्ण कर्बोदके विरुद्ध प्रक्रिया केलेली कर्बोदके** : सर्व कर्बोदके सारखी नसतात. संपूर्ण धान्ये, फळे आणि भाज्या पौष्टिक असतात, कारण त्यातून जीवनसत्त्वे, खनिजे आणि फायबर मिळतात. प्रक्रिया केलेल्या खाद्यपदार्थांमध्ये बऱ्याचदा परिष्कृत (शुद्ध) शर्करा आणि स्टार्च असतात, जे फारसे पोषणमूल्य देत नाहीत; त्यांचे जास्त सेवन हानिकारक असते.

कोणत्या अन्नघटकात आढळतात कर्बोदके?

१. **धान्य :** ब्रेड, तांदूळ, पास्ता, आणि तृणधान्ये यांत भरपूर कर्बोदके असतात.

२. **अख्खे दाणे :** ओट्स आणि क्विनोआ यांसारखे संपूर्ण धान्य कर्बोदकांचा उत्कृष्ट स्रोत आहेत.

३. **फळे :** केळी आणि सफरचंद अशा फळांमध्येही भरपूर कर्बोदके असतात.

४. **तांदूळ :** तांदूळ, प्रामुख्याने पांढरा तांदूळ, कर्बोदकांचा एक महत्त्वपूर्ण स्रोत आहे. तपकिरी तांदळात कार्बोहायड्रेट आणि फायबरही असते, ज्यामुळे तो एक आरोग्यदायी पर्याय बनतो. तांदळातील कर्बोदके समजून घेतल्यास वैयक्तिक गरजेनुसार आपला आहार संतुलित करण्यास मदत होते.

आहारात अशा पदार्थांचा समावेश केल्यास पुरेशा प्रमाणात कर्बोदके मिळतात.

अतिरिक्त कर्बोदकांचे शरीरावर होणारे दुष्परिणाम

१. मेदवृद्धी

२. रक्तशर्करेमध्ये वाढ होऊन मधुमेह

३. रक्ताची गुठळी होऊन हृदयविकार

४. आतड्यांचे रोग

५. मलावरोध

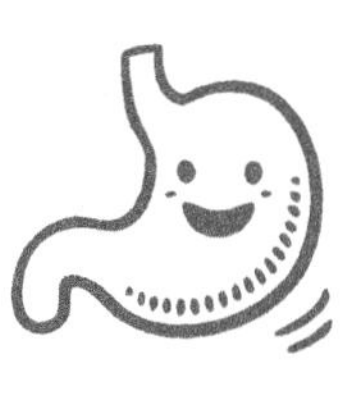

हे टाळण्यासाठी आपण आहारातून कमी सिंपल कार्बोहायड्रेट्स आणि योग्य प्रमाणात कॉम्प्लेक्स कार्बोहायड्रेट्स घेणे गरजेचे आहे.

योग्य, पण प्रमाणातील कर्बोदकांमुळे काय होते?

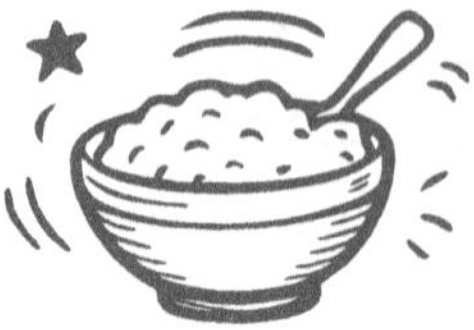

१. रक्तातील साखरेची पातळी मर्यादित होईल.
२. रक्तातील कोलेस्ट्रॉल कमी होईल.
३. इन्सुलिनला प्रतिकार कमी होईल.
४. हार्मोनल इम्बॅलन्स होणार नाही.

कर्बोदकांचे प्रमाण योग्य ठेवण्यासाठी हे करा.

- मैदायुक्त अथवा साखरयुक्त पदार्थ टाळावे; उदा.: केक, बिस्किट्स, ब्रेड
- विविध प्रकारच्या मिश्र धान्यांचा वापर करून पिठं तयार करावीत. (उदाहरणार्थ, गहू, ज्वारी, तांदूळ, नाचणी, राजगिरा, ओट्स, राळ)
- बीन्स, पालेभाज्या, फळभाज्या यांचा वापर वाढवा; आणि बटाटा, रताळे यांसारख्या कंदमुळांचे सेवन कमी करावे.
- साखरेऐवजी सुके अंजीर, काळ्या मनुका, खारीक, खजूर अशा पदार्थांचा वापर करावा.
- फळे शक्यतो त्यांच्या नैसर्गिक स्वरूपात, सालासकट आहारात समाविष्ट करावीत. ती स्थानिक व ऋतूप्रमाणे असावीत. फळांमध्ये साखर असते हे लक्षात घेऊन त्यांचे सेवन मर्यादित ठेवावे.
- भात, पोळी किंवा पराठा अधिक प्रमाणात खाण्याऐवजी, डाळी, मोड आलेली कडधान्ये, पनीर, अंड्यातील पांढरा भाग, चिकन, मासे अशा पदार्थांचा समावेश असल्यास त्यातील प्रथिने आरोग्य राखण्यास मदत करतील.

मधुमेहींनी ही काळजी घ्यावी

मधुमेहींना कर्बोदकांचे सेवन करताना योग्य नियोजन आणि जागरूकतेची आवश्यक असते. संतुलित आहार आणि नियमित शारीरिक हालचालींमुळे रक्तातील साखरेची पातळी नियंत्रित ठेवता येऊ शकते. आहारातील कर्बोदकांचे प्रमाण लक्षणीयरीत्या कमी केले, तर काही शारीरिक समस्या उद्‌भवू शकतात. कर्बोदके शरीरासाठी एक महत्त्वाचा ऊर्जास्रोत आहेत आणि त्यांच्या कमतरतेमुळे विविध समस्या निर्माण होऊ शकतात.

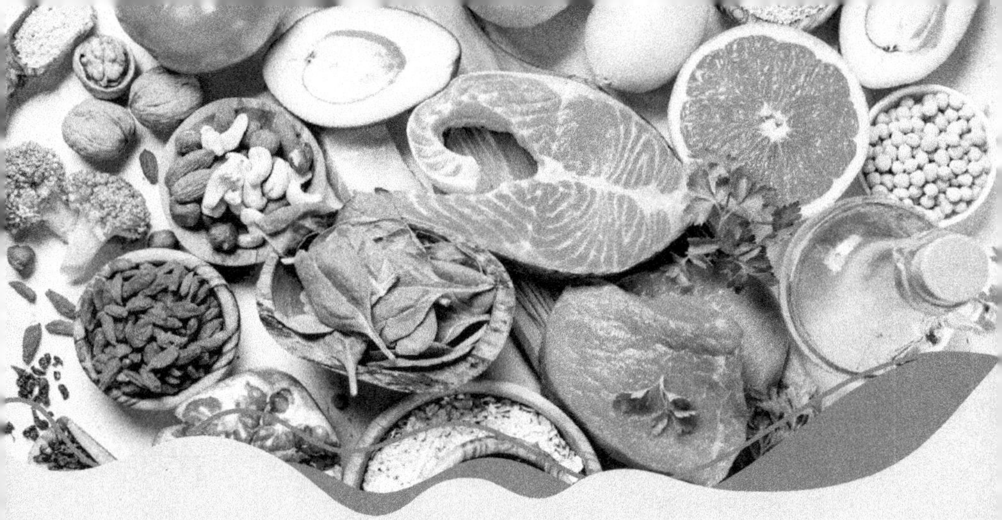

१.२

शरीराच्या बांधणीचा नैसर्गिक ठेकेदार : प्रोटीन

शरीराला योग्य पोषणमूल्ये मिळा वीत आणि रोगप्रतिकारशक्ती चांगली राहावी यासाठी प्रोटीन (प्रथिने), कर्बोदके, जीवनसत्त्वे यांचे योग्य प्रमाण राखणे आवश्यक आहे. यासाठी आपला आहार हा संतुलित असायला हवा. या संतुलित आहारात प्रथिनांचे स्वतःचे असे महत्त्व आहे. परंतु, केवळ प्रोटीन म्हणजेच संपूर्ण आहार नाही. निरोगी शरीरासाठी इतर अन्नघटकदेखील प्रोटीनइतकीच महत्त्वाचे आहेत.

आजकाल जिममध्ये व्यायामासोबत प्रोटीन सप्लिमेंट्स घेणे किती आवश्यक आहे, हे प्रकर्षाने सांगितले जाते. तुमच्यासमोर पावडरने भरलेले डबे ठेवले जातात. त्यांच्या दबावाखाली आणि पिळदार शरीर लवकर बनवण्याच्या आशेने आपण ते घ्यायला लागतो; पण असे करण्यापूर्वी, आपल्याला त्यांची खरोखरच गरज आहे की नाही, हे आधी तपासून घ्यायला हवे.

प्रोटीनची गरज :

प्रोटीन शरीराच्या अनेक महत्त्वाच्या कार्यांसाठी आवश्यक असल्याचे 'आयसीएमआर' (भारतीय वैद्यक संशोधन परिषदे)ने स्पष्ट केले आहे. त्यात –

१. **शारीरिक वाढ आणि विकास :** प्रोटीन शरीराच्या सर्व पेशींच्या निर्मितीसाठी आवश्यक आहे.
२. **ऊर्जा :** प्रोटीन ऊर्जेचा स्रोत म्हणून कार्य करतो.
३. **शरीराच्या संरक्षणप्रणाली :** प्रोटीन अँटिबॉडीज आणि इतर रोगप्रतिकारक घटकांच्या निर्मितीत मदत करतो.
४. **हार्मोन्स आणि एन्झाइम्स :** विविध हार्मोन्स आणि एन्झाइम्सच्या निर्मितीत प्रोटीन महत्त्वाची भूमिका बजावतो.
५. **तंतुमय ऊती :** तंतुमय ऊतींच्या (टिश्यूज) दुरुस्तीत आणि पुनर्निर्मितीत प्रोटीनची गरज असते.

प्रोटीनची किती आवश्यकता असते?

'प्रोटीनची गरज व्यक्तीच्या वय, लिंग आणि शारीरिक हालचालींच्या पातळीवर अवलंबून असते', अशी मार्गदर्शक सूचना 'आयसीएमआर' आणि 'एनआयएन' (राष्ट्रीय पोषण संस्था) यांनी केली आहे. त्यानुसार सामान्यतः एका प्रौढ व्यक्तीस दररोज प्रति किलो शारीरिक वजनासाठी सुमारे ०.८ ग्रॅम प्रोटीनची आवश्यकता असते. उदाहरणार्थ, एखाद्या व्यक्तीचे वजन ७० किलोग्रॅम असल्यास त्याला दररोज अंदाजे ५६ ग्रॅम प्रोटीन आवश्यक असते.

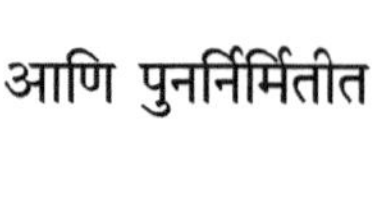

मुले, स्त्रिया आणि पुरुष यांच्यासाठी प्रोटीनची दैनंदिन गरज वेगवेगळी असते. ज्या व्यक्तींच्या शारीरिक हालचाली कमी असतात, त्यांना तुलनेने कमी प्रोटीन लागते. याउलट, अधिक शारीरिक हालचाली करणाऱ्या व्यक्तींना, उदाहरणार्थ क्रीडापटू, जिममध्ये नियमित व्यायाम करणाऱ्यांना शरीराची दुरुस्ती, स्नायूंची वाढ आणि ऊर्जेसाठी अधिक प्रोटीन आवश्यक असते. तथापि, कोणताही व्यायाम न करता जास्त प्रमाणात प्रोटीन घेतले गेले, तर त्याचा शरीरावर दुष्परिणाम होऊ शकतो. त्यामुळे प्रोटीनचे सेवन आपल्या जीवनशैलीनुसार समतोल ठेवणे आवश्यक आहे.

आहारातून मिळते पुरेसे प्रोटीन

ज्या आहारात पुरेशी प्रोटीन्स असतात, तो आहार संतुलित आणि आरोग्यास उपयुक्त मानला जातो. मात्र, सध्या 'प्रोटीन केवळ सप्लिमेंटमधूनच मिळते' असा

(गैर)समज निर्माण झाला आहे. यामागे अनेकदा कंपन्यांची व्यावसायिक गणिते असतात. त्यामुळे आपण घेत असलेल्या आहारातून प्रोटीन्स मिळतच नाहीत का, असा प्रश्न पडतो. प्रोटीन्स कशातून मिळतात, ती शरीराला किती आवश्यक असतात, हे पाहायला हवे.

वास्तविक, आपण खाल्लेल्या अन्नातील प्रोटीन्सचे शरीरात अमायनो ॲसिड्समध्ये विघटन होते. याच अमायनो ॲसिड्सपासून शरीराच्या गरजेनुसार आवश्यक प्रोटीन्स तयार केली जातात. काही अमायनो ॲसिड्स शरीररचनेसाठी वापरली गेली नाहीत, तर त्यांचे रूपांतर ऊर्जेमध्ये केले जाते. प्रत्येक एक ग्रॅम प्रोटीनपासून सुमारे ४.२ कॅलरी (उष्मांक) मिळतात.

आहारात पुरेशी कर्बोदके (कार्ब्स) आणि स्निग्ध पदार्थ (फॅट्स) नसतील, तर शरीर उष्मांकासाठी प्रथिनांचा वापर करू लागते. साखर आणि तेल-तूप वगळता इतर बहुतांश अन्नघटकांत काही प्रमाणात तरी प्रोटीन्स असतातच! काही अन्नघटकांमध्ये प्रोटीन्सचे प्रमाण विशेषतः जास्त असते. त्यामुळे नियमित आहार योग्य व संतुलित असेल, तर वेगळ्या प्रोटीन सप्लिमेंट्सची गरज भासत नाही.

प्रोटीन्स कुठून मिळतात?

- मटण, मासळी, डाळी, कडधान्ये, तेलबिया, काजू-बदाम, शेंगदाणे हे सर्व प्रोटीन्सनी समृद्ध अन्नघटक मानले जातात.
- दुधामध्ये पाण्याचे प्रमाण जास्त असते, परंतु तो भाग वगळला जातो, तेव्हा उरलेला घन पदार्थ (उदाहरणार्थ, पनीर) प्रोटीन्सनी भरलेला असतो.
- सोयाबीन हे आहारातील सर्वांत प्रोटीन्ससमृद्ध अन्नघटक आहे. त्यात सुमारे ४० टक्क्यांपर्यंत प्रोटीन्स असतात.
- गहू, ज्वारी, बाजरी, मका, तांदूळ, वरई आणि नाचणी या तृणधान्यांमध्ये प्रोटीन्सचे प्रमाण तुलनेने कमी (१० टक्क्यांपर्यंत) असते. तांदळामध्ये तर केवळ सात टक्के प्रोटीन्स असतात. मात्र, त्यांची गुणवत्ता चांगली असते. आपल्या रोजच्या आहारात तृणधान्यांचा मोठ्या प्रमाणावर समावेश असतो. त्यामुळे त्यामधूनदेखील पुरेसे प्रोटीन मिळू शकते.

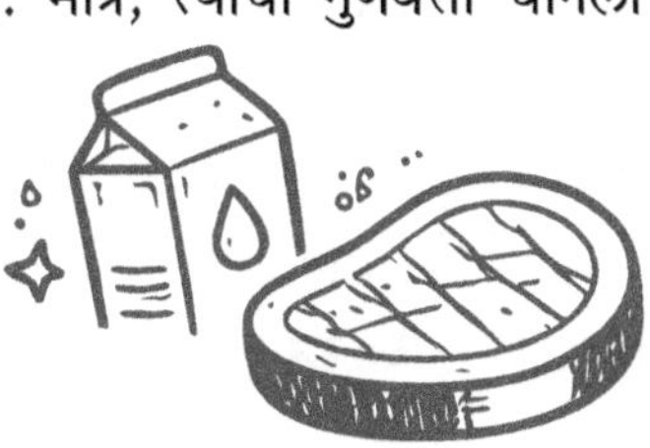

- पालेभाज्या, फळे आणि कंदमुळे (उदाहरणार्थ, बटाटे, रताळी) यांमधून साधारणतः दोन टक्के प्रोटीन्स मिळतात. त्यामुळे या अन्नघटकांचे योगदान प्रोटीन्सच्या दृष्टीने मर्यादित असते.

मांसाहार : प्रोटीन्सचा उत्तम स्रोत

शरीरातील प्रोटीन्सचे प्रमाण वाढवण्यासाठी काही अन्नघटक खूप उपयुक्त ठरतात. यामध्ये दुग्धजन्य पदार्थ (दही, तूप, लोणी), तसेच अंडी, पीनट बटर, बाजरीची भाकरी किंवा सोयाबीनच्या पिठाची भाकरी तर मांसाहार करणाऱ्यांसाठी मासे, चिकन आणि मटण हे प्रोटीन्सचे समृद्ध स्रोत आहेत.

शेंगदाण्यांची कमाल!

प्रोटीन्सचा नैसर्गिक स्रोत म्हणजे शेंगदाणे! प्रत्येकाने लहानपणापासूनच ते खाल्ले असतील आणि भिजवलेले शेंगदाणे प्रोटीन्सचा एक उत्कृष्ट स्रोत आहेत.

- **कसं तयार करायचं?**

५० ग्रॅम शेंगदाणे रात्रभर पाण्यात भिजत ठेवा. त्यातील पित्त निर्माण करणारे गुणधर्म कमी होतात. हे शेंगदाणे सकाळी चावून खाऊ शकता किंवा त्याचा शेक करू शकता.

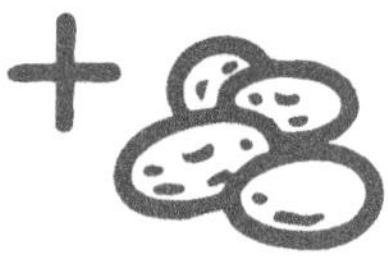

- **शेकसाठी कृती :**

भिजवलेले शेंगदाणे, केळं, एक चमचा (सुमारे ५ ग्रॅम) मध आणि थोडं पाणी मिक्सरमध्ये फिरवा. हा शेक केवळ चविष्टच नाही, तर तो एक पूर्णपणे आरोग्यदायी पेय आहे, ज्यातून तब्बल १४ ग्रॅम प्रथिने आणि अंदाजे ३५० कॅलरीज मिळतात. आणि याची किंमत फक्त १०-१५ रुपये आहे! हा शेक प्यायल्यानंतर तुम्हांला पुढचे चार ते पाच तास भूक लागणार नाही.

प्रोटीन डाएट : योग्य की अयोग्य?

सध्या प्रोटीन डाएट हा प्रकार खूप चर्चेत आहे. वजन कमी करायचे असल्यास किंवा जिममध्ये स्नायूंमधील ताकद वाढवायची असल्यास, हा डाएट घेतला जातो.

हे डाएट नेमकं काय असतं?

या डाएटमध्ये दररोज वेगवेगळ्या प्रोटीन्सयुक्त पदार्थांचा समावेश असतो. उदाहरणार्थ, पहिल्या दिवशी चिकन, दुसऱ्या दिवशी अंडी आणि तिसऱ्या दिवशी मोड आलेली कडधान्ये. जेवणादरम्यान भूक लागल्यास ग्रीन टी, ब्लॅक टी किंवा थोडीच मोड आलेली कडधान्ये किंवा माशांचा छोटासा भाग खाण्याची शिफारस केली जाते. या डाएटमध्ये पोळी, भात, भाजी यांचे प्रमाण खूप कमी ठेवण्याचा किंवा पूर्णपणे टाळण्याचा सल्ला दिला जातो.

प्रोटीन डाएटचे धोके

आहारातील विज्ञान येथे समजून घेणे आवश्यक आहे. फक्त प्रोटीन्स खाणे म्हणजे योग्य डाएट नव्हे.

- शरीराला कर्बोदकांपासून ऊर्जा मिळते.
- पोळी, भाकरी, भात यामध्ये प्रोटीन्सचे प्रमाण कमी असले तरी त्यातील कर्बोदकांमुळे आपल्या मेंदूला आणि स्नायूंना आवश्यक ऊर्जा मिळते.
- चरबीयुक्त पदार्थ टाळणे म्हणजे शरीराला धोका!
- तेल, तूप, कडधान्यांमधील नैसर्गिक फॅट्स टाळले तर शरीरात आवश्यक पोषणमूल्यांची कमतरता निर्माण होते.

व्हिटॅमिन्स आणि मिनरल्सची कमतरता

प्रोटीन डाएटमध्ये पालेभाज्या आणि फळे यांचे प्रमाण खूपच कमी असते. परिणामी, शरीरात लोह, फॉलिक ॲसिड, फायबर्स यांसारख्या अनेक आवश्यक घटकांची कमतरता भासू लागते.

जास्त प्रोटीनचे दुष्परिणाम

१. **वजन वाढणे :** अतिरिक्त प्रोटीनचे चरबीमध्ये रूपांतर होते, ज्यामुळे वजन वाढते.

२. **तोंडाला दुर्गंधी :** प्रथिनांच्या चयापचयामुळे निर्माण होणाऱ्या केटोसिस अवस्थेमुळे तोंडाला दुर्गंधी येते.

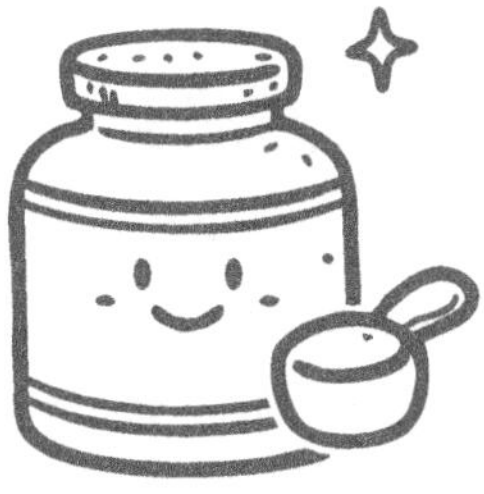

३. **बद्धकोष्ठता :** पोट साफ होत नाही. कारण प्रोटीन डाएटमध्ये फायबर्स असलेले पदार्थ कमी खाल्ले जातात.
४. **अतिसार :** प्रोटीन्ससाठी जास्त प्रमाणात लाल मांस खाल्ल्यास अतिसाराचा त्रास होऊ शकतो.
५. **निर्जलीकरण :** प्रोटीन्समधून मिळालेला नायट्रोजन शरीराबाहेर टाकायचा असेल तर तो फक्त द्रवरूपाने बाहेर टाकला जातो. यासाठी शरीरातील पाणी वापरल्याने निर्जलीकरणाचा त्रास होण्याची शक्यता असते.
६. **मूत्रपिंड किंवा यकृतावर दुष्परिणाम :** प्रोटीन डाएटमुळे मूत्रपिंड खराब होऊ शकते किंवा यकृतावर पचनाचा अतिरिक्त भार पडू शकतो.
७. **कर्करोगाचा धोका :** बद्धकोष्ठतेचा वारंवार त्रास होत असेल किंवा आहारातून शरीराला पुरेसे फायबर मिळत नसेल, तर अशा व्यक्तींना पोटाचा कर्करोग, प्रॉस्टेटचा कर्करोग किंवा स्तनाचा कर्करोग होण्याची शक्यता असते.
८. **कॅल्शियमची कमतरता :** प्रोटीन डाएटमुळे कॅल्शियमची कमतरता निर्माण होऊ शकते. यामुळे हाडांशी संबंधित आजार होऊ शकतात.

शाकाहारी प्रोटीनचे चांगले स्रोत

१. **डाळी :** मूग, हरभरा, मसूर, तूर, राजमा इत्यादी
२. **सोयाबीन :** टोफू, सोया चंक्स
३. **सुका मेवा आणि बियांचे प्रकार :** बदाम, काजू, शेंगदाणे, चिया सीड्स, फ्लॅक्स सीड्स
४. **दही आणि दूध :** दही, पनीर, लोणी, दूध
५. **संपूर्ण धान्ये :** ओट्स, क्विनोआ, ब्राउन राईस, ज्वारी, बाजरी
६. **भाज्या** : पालक, ब्रोकोली इत्यादी

प्रोटीन सप्लिमेंट्स कोणासाठी?

बहुतेक लोकांना त्यांच्या आहारातून पुरेसे प्रोटीन मिळू शकते. व्यायाम करणाऱ्यांसाठी, खेळाडूंसाठी किंवा विशेष आहार घेणाऱ्या लोकांसाठी, प्रोटीन सप्लिमेंट घेणे फायदेशीर ठरू शकते. सप्लिमेंट्स घेण्याचा निर्णय डॉक्टरांच्या

किंवा आहारतज्ज्ञांच्या सल्ल्याने घेणे केव्हाही चांगले! प्रोटीन सप्लिमेंट्स योग्य प्रमाणात आणि योग्य पद्धतीने घेणे महत्त्वाचे आहे, अधिक प्रमाणात प्रोटीनचे सेवन केल्यास विविध आरोग्य समस्या निर्माण होऊ शकतात.

प्रमुख डाळी आणि त्यामध्ये प्रति १०० ग्रॅम प्रोटीनचे प्रमाण :

१. मूग डाळ : अंदाजे २२ ग्रॅम
२. तूर डाळ : अंदाजे २२ ग्रॅम
३. चणा डाळ : अंदाजे २५ ग्रॅम
४. मटकी डाळ : अंदाजे २५ ग्रॅम
५. राजमा : अंदाजे २४ ग्रॅम
६. काळे चणे : अंदाजे २० ग्रॅम
७. सोया डाळ : अंदाजे ३६ ते ४० ग्रॅम
८. पिवळी मटकी : अंदाजे २३ ग्रॅम
९. मसूर डाळ : अंदाजे २५ ग्रॅम
१०. पाण्याच्या डाळी (तुरीचे दाणे) (Pigeon Peas): अंदाजे २१ ग्रॅम

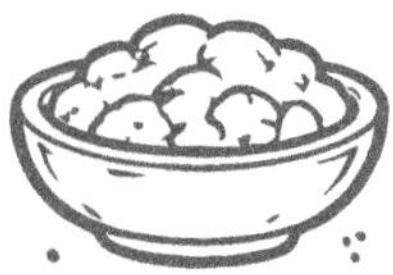

अन्य स्रोत : १०० ग्रॅममध्ये प्रोटीनचे प्रमाण

१. काळे बीन्स : अंदाजे २१ ग्रॅम
२. राजमा (किडनी बीन्स) : अंदाजे २४ ग्रॅम
३. बदाम : अंदाजे २१ ग्रॅम
४. दही : अंदाजे १० ग्रॅम
५. दूध : अंदाजे ३.४ ग्रॅम
६. पालक : अंदाजे २.९ ग्रॅम
७. पनीर : अंदाजे २५ ग्रॅम

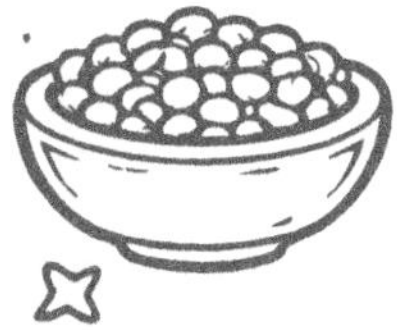

संडे हो या मंडे... रोज खाओ अंडे!

अंडी खाणाऱ्या प्रत्येकाला ही जाहिरात माहीत आहे.
निरोगी राहण्यासाठी अनेकदा अंडी खाण्याचा सल्ला दिला जातो.
'अंडी कशी खावीत?'

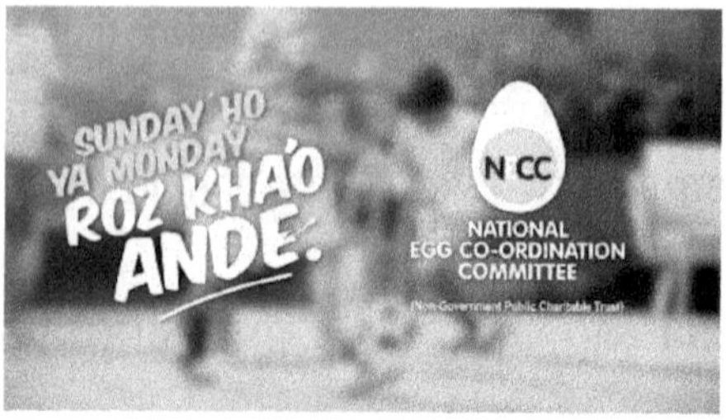

‘ऑम्लेट खाऊ की उकडलेली अंडी?’ ‘किती अंडी खाऊ?’
असे अनेक प्रश्न पेशंट विचारत असतात.
लक्षात ठेवा : तुमच्या प्रकृतीनुसार आणि शरीराच्या गरजेनुसार अंडी खाणे फायदेशीर ठरते. तुमच्या शरीराचा प्रकार, उंची, दैनंदिन आहार आणि इतर घटकांनुसार, आणि तुम्हांला कोणत्याही आरोग्य समस्या नसतील, तर तुमचे डॉक्टर दिवसातून किती अंडी खावीत, हे तुम्हांला सांगू शकतात.

अंडी का खावी?

१. अंड्यांमध्ये सर्वाधिक प्रमाणात प्रथिने, आणि काही प्रमाणात कॅल्शियम, ओमेगा-3 फॅटी ॲसिड असतात. निरोगी राहण्यासाठी हे तिन्ही घटक खूप महत्त्वाचे आहेत. अंडी खाल्ल्याने शरीरातील एचडीएल (हाय-डेन्सिटी लिपोप्रोटीन)ची पातळी वाढते. त्यात चांगले कोलेस्ट्रॉल असते; त्यामुळे कोलेस्ट्रॉल व्यवस्थापन करण्यास मदत मिळते.
२. अंड्यांमध्ये उच्च दर्जाची प्रथिने असतात, त्यामुळे पोट भरल्यासारखे वाटते. ते कमी कॅलरीज वापरतात, ज्यामुळे वजन नियंत्रित करण्यास मदत होते. नाश्त्यामध्ये अंडी समाविष्ट केल्याने वजन कमी होण्यास मदत होते.
३. अंडी डोळ्यांसाठी फायदेशीर आहेत. अंड्यांमध्ये असणारे ल्युटीन आणि झेक्सॅन्थिन हे अँटिऑक्सिडंट्स मॅक्युलर डिजनरेशन आणि मोतीबिंदू यांसारख्या डोळ्यांच्या आजाराचा धोका कमी करण्यासाठी उपयुक्त आहेत. हे दोन्ही घटक अंड्याच्या पिवळ्या भागात आढळतात. म्हणून पिवळ्या बलकासह अंडी खाणे फायदेशीर ठरते.
४. महिलांनीही अंडी खावीत. की, दररोज एक अंडे खाल्ल्याने महिलांमध्ये ब्रेस्ट कॅन्सरचा धोका कमी होतो, असे एका संशोधनात आढळले आहे

५. अंड्यांमध्ये हाडे आणि दात यांच्या मजबुतीसाठी आवश्यक व्हिटॅमिन डी असते. यामुळे सूर्यकिरणे शरीरात शोषली जाऊन हाडे मजबूत होतात.

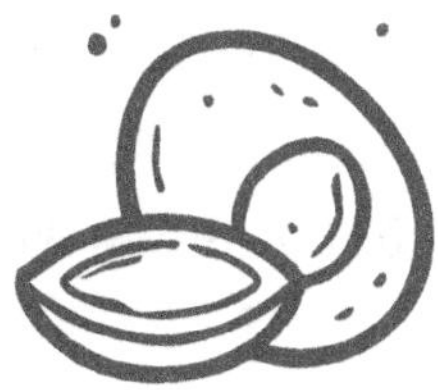

अंडी कधी खावीत?

असाही एक प्रश्न असतो. नाश्त्यात अंडी खाण्याचे फायदे काय आहेत, असाही प्रश्न विचारला जातो. अंडी हे उच्च प्रोटीन्स आणि कमी कॅलरी असलेले अन्न आहे, जे नाश्त्यात खाल्ल्याने दिवसभर ऊर्जा मिळते. वजन कमी करणाऱ्यांसाठी ते अधिक फायदेशीर आहे. तरीही प्रश्न पडतो, की रिकाम्या पोटी अंडी खाणे चांगले की वाईट?

सकाळी रिकाम्या पोटी अंडी खाल्ल्यास काय होते?

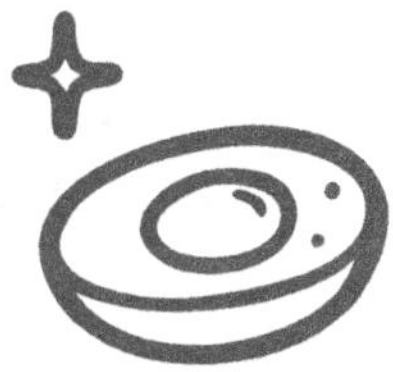

एका अंड्यामध्ये ८० ते १०० कॅलरीज असतात आणि त्यात अमीनो ॲसिडही असते, जे शरीराला विशेष प्रोटीन्स प्रदान करतात. जेव्हा आपण रिकाम्या पोटी अंडी खातो, तेव्हा आपले मेटाबॉलिजम वाढते आणि पचनक्रिया अधिक तेजीने काम करते. याशिवाय, अंड्यामध्ये पॉलीअनसॅच्युरेटेड फॅट्सदेखील असतात, जे कोलेस्ट्रॉल कमी करण्यास मदत करतात, यामुळे चांगले कोलेस्ट्रॉलदेखील वाढते.

दररोज किती अंडी खावीत?

तुम्ही ऐकले असेल की, अमुक क्रिकेकपटू अमुक इतकी अंडी खातो किंवा बॉडी बिल्डर्स १० ते १२ अंडी खातात.

निरोगी व्यक्तीने दररोज एक अंडे खाल्ले तरी शरीरासाठी फायदेशीर आहे. नियमित व्यायाम करणारी निरोगी व्यक्ती दररोज दोन ते तीन अंडी खाऊ शकते. यापेक्षा जास्त अंडी खाणे टाळावे. यामुळे शरीरातील वाईट कोलेस्ट्रॉलची पातळी वाढणार नाही. ज्यांचे कोलेस्ट्रॉल जास्त आहे, त्यांनी पांढरा भाग खाणे योग्य!

इतर आजार असतील किंवा वजन जास्त असेल तर आहारतज्ज्ञ किंवा डॉक्टरांशी सल्ल्यानेच अंडी खावीत.

शाकाहारींसाठी मांसविरहित मांसाहार

प्राणिजन्य मांसाला पर्याय म्हणून वापरले जाणारे पदार्थ पूर्णपणे वनस्पती-आधारित असतात. भारतात उपलब्ध असलेले काही लोकप्रिय मांस पर्याय पुढीलप्रमाणे :

- **टोफू** : सोयाबीनपासून बनवलेले, प्रोटीन्सनी समृद्ध! बर्गर, करी, स्टिर-फ्राय किंवा ग्रिल्ड डिशेस यामध्ये वापर. स्थानिक बाजारापेठेत सहज उपलब्ध!
- **टेम्पे** : आंबवलेल्या सोयाबीनपासून बनवलेले, पौष्टिक आणि चविष्ट! स्लाइस करून तळण्यासाठी, ग्रिल करण्यासाठी किंवा सूपमध्ये वापरण्यासाठी योग्य! काही सुपरमार्केट आणि ऑनलाइन स्टोअर्समध्ये उपलब्ध.
- **सोया चंक्स / सोया ग्रॅन्युल्स** : सोया प्रथिनांपासून बनवलेले, मांसासारखा पोत (texture) असलेले, बिर्याणी, करी, कबाब किंवा स्टफिंग यांसाठी वापरले जाते. भारतात 'न्यूट्रेला'सारख्या ब्रँडद्वारे उपलब्ध.
- **फणस** : स्थानिक बाजारात उपलब्ध कच्चा फणस 'पुल्ड पोर्क' किंवा मांसासारख्या पदार्थांमध्ये वापरतात. करी, टॅको किंवा बर्गर यांसाठी उत्तम!
- **सीतान** : गव्हाच्या ग्लूटेनपासून तयार; मांसासारखा चघळण्यायोग्य पोत. स्टेक्स, सँडविच किंवा करी यामध्ये वापरले जाते. भारतात काही विशिष्ट दुकानांमध्ये किंवा ऑनलाइन उपलब्ध.
- **मशरूम** : किंग ऑयस्टर किंवा शिताके मशरूम यांचा पोत मांसासारखा; ग्रिलिंग, स्टर-फ्राय, बर्गरसाठी वापरले जाते. स्थानिक बाजारात उपलब्ध.
- **डाळ आणि कडधान्ये** : मसूर, चणे किंवा राजमा यांचा वापर बर्गर पॅटीज, कटलेट्स किंवा मांसासारख्या डिशेसमध्ये होतो.
- **घरगुती आणि स्वस्त पर्याय** : टोफू, सोया चंक्स, फणस आणि मशरूम स्थानिक बाजारात सहज मिळतात.

    GoodDot, Blue Tribe सारखे भारतीय ब्रँड आणि Beyond Meat सारखे आंतरराष्ट्रीय ब्रँड; ऑनलाइन किंवा प्रमुख शहरांमधील दुकानांमध्ये उपलब्ध. काही रेस्टॉरंट्स (उदाहरणार्थ, डोमिनोज, बर्गर किंग) भारतात व्हेगन पॅटीजचा समावेश त्यांच्या मेन्यूमध्ये करतात.

फायदे

पर्यावरणपूरक आणि कमी कार्बन उत्सर्जन, प्राणी क्रौर्य-मुक्त आणि नैतिक. प्रथिने, फायबर आणि पोषक तत्त्वांनी युक्त.

डाळी आणि भरडधान्य : संतुलित आहाराचा एक सुदृढ (निरोगी) पाया

आजच्या धावपळीच्या जगात आहार आणि आरोग्य यांकडे दुर्लक्ष केल्यामुळे जीवनशैलीशी संबंधित अनेक आजार वाढत आहेत. अशा वेळी आपल्या पूर्वजांनी पिढ्यान्‌पिढ्या सेवन केलेल्या डाळी आणि भरडधान्यांचे (Millets) महत्त्व पुन्हा एकदा अधोरेखित होत आहे. डाळी या प्रोटीन्सचा मुख्य स्रोत आहेत, तर भरडधान्य हे सूक्ष्म पोषक घटकांचे भांडार आहे.

या दोन्ही घटकांचे फायदे, आहार पद्धती आणि प्रमाण याविषयी जाणून घेऊ.

१. डाळींचे आहारातील महत्त्व :

भारतीय आहारात डाळींना 'प्रोटीन्स पॉवरहाउस' म्हटले जाते. विशेषतः शाकाहारी लोकांसाठी, डाळी हा प्रोटीन्सचा सर्वांत स्वस्त आणि सहज उपलब्ध स्रोत आहे.

डाळींचे प्रमुख फायदे

- **प्रोटीन्सचा पुरवठा :** स्नायूंच्या निर्मितीसाठी आणि शरीराची झीज भरून काढण्यासाठी डाळी अत्यंत आवश्यक आहेत. तूर, मूग, उडीद, मसूर आणि हरभरा यांसारख्या डाळींमधून शरीराला आवश्यक अमीनो ॲसिड्स मिळतात.
- **उच्च फायबर (तंतुमय पदार्थ) :** डाळींमध्ये फायबरचे प्रमाण भरपूर असते, जे पचनसंस्था सुधारते आणि बद्धकोष्ठता कमी करते.
- **रक्तातील साखरेवर नियंत्रण :** डाळींचा ग्लायसेमिक इंडेक्स कमी असतो. म्हणून मधुमेहींसाठी डाळींचे सेवन खूप फायदेशीर आहे.
- **हृदयरोगापासून संरक्षण :** डाळींमध्ये कोलेस्ट्रॉल नसते आणि त्यामध्ये असलेल्या पोटॅशियममुळे रक्तदाब नियंत्रित राहण्यास मदत होते.

२. भरडधान्यांचे पुनरागमन आणि महत्त्व

संयुक्त राष्ट्रांनी २०२३ वर्ष 'आंतरराष्ट्रीय भरडधान्य वर्ष' म्हणून साजरे केले. त्यानंतर आपण भारतीय भरडधान्यांच्या बाबतीत जागृत झालो. या निमित्ताने का होईना, त्यांचे महत्त्व समोर आले.

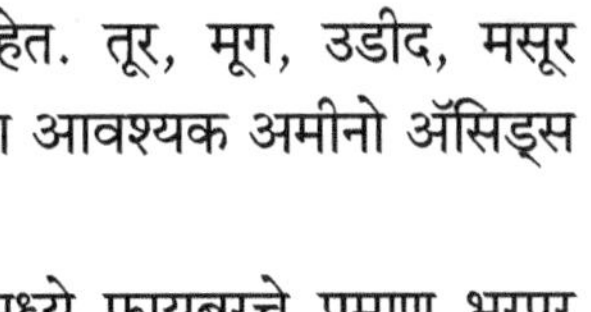

ज्वारी, बाजरी, नाचणी (रागी), वरई, कोडो आणि सावा अशा धान्यांना 'श्री धान्ये' म्हटले जाते.

भरडधान्यांचे आरोग्यदायी फायदे

- **ग्लूटेन-मुक्त (Gluten-free) :** गव्हामध्ये असलेल्या ग्लूटेनमुळे अनेकांना पचनाचे विकार होतात. भरडधान्ये नैसर्गिकरीत्या ग्लूटेन-मुक्त असल्याने ती पचायला हलकी असतात.
- **खनिजांचा खजिना :** नाचणीमध्ये कॅल्शियमचे प्रमाण भरपूर असते, जे हाडांच्या मजबुतीसाठी आवश्यक आहे. बाजरीमध्ये लोह (Iron) भरपूर प्रमाणात असते, ज्यामुळे ॲनिमियासारख्या आजारांपासून बचाव होतो.
- **वजन नियंत्रण :** भरडधान्यांमधील कॉम्प्लेक्स कार्बोहायड्रेट्समुळे पोट बराच वेळ भरलेले राहते, ज्यामुळे वजन कमी होण्यास मदत होते.
- **अँटिऑक्सिडंट्स :** ही धान्ये शरीरातील विषारी घटक बाहेर काढण्यास मदत करतात आणि कर्करोगासारख्या आजारांचा धोका कमी करतात.

३. सेवन करण्याची योग्य पद्धत

केवळ डाळी किंवा धान्य खाणे महत्त्वाचे नसून, ते कोणत्या स्वरूपात खाल्ले जातात, यावर त्यांचे पोषण अवलंबून असते.

डाळींसाठी :

- **भिजवून आणि मोड आणून :** कडधान्ये (मूग, मटकी) मोड आणून खाल्ल्याने त्यातील व्हिटॅमिन सी आणि प्रोटीन्सची उपलब्धता वाढते.
- **मिश्र डाळी :** एकाच प्रकारची डाळ खाण्याऐवजी दोन-तीन डाळी एकत्र करून 'मिश्र डाळ' बनवणे अधिक पौष्टिक असते.
- **आंबवणे :** इडली, डोसा यांसारखे पदार्थ डाळी आंबवून केल्यामुळे त्यातील प्रोबायोटिक्स वाढतात, जे आतड्यांच्या आरोग्यासाठी चांगले असतात.

भरड धान्यांसाठी :

- **भाकरी :** ज्वारीची किंवा बाजरीची गरम भाकरी हा उत्तम प्रकार आहे.
- **आंबील किंवा कांजी :** उन्हाळ्यात नाचणीची आंबील शरीराला थंडावा देते आणि ऊर्जा प्रदान करते.
- **खिचडी :** तांदळाऐवजी वरईची किंवा बाजरीची भाज्या टाकून खिचडी केल्यास तो एक परिपूर्ण आहार होतो.
- **बेकिंग :** सध्या नाचणीची बिस्किटे किंवा केकदेखील एक आरोग्यदायी पर्याय म्हणून वापरली जात आहेत.

४. सेवनाचे योग्य प्रमाण

कोणताही पदार्थ अतिप्रमाणात खाणे हानिकारक ठरू शकते. समतोल आहार राखण्यासाठी पुढील प्रमाण लक्षात घ्यावे :

(घटक, रोजचे शिफारस केलेले प्रमाण प्रौढ व्यक्तीसाठी)

१. **डाळी / कडधान्ये :** ६० ते ८० ग्रॅम (२ वाट्या शिजवलेली डाळ). दुपारच्या आणि रात्रीच्या जेवणात विभागून घ्या.

२. **भरडधान्ये :** १०० ते १५० ग्रॅम. दिवसातून किमान एका जेवणात धान्यांचा समावेश असावा.

भरडधान्ये उष्ण प्रकृतीची असू शकतात (उदाहरणार्थ, बाजरी), म्हणून हवामानानुसार त्यांची निवड करावी. हिवाळ्यात बाजरी आणि उन्हाळ्यात ज्वारी किंवा नाचणी उत्तम ठरते.

५. काही सावधगिरीचे (खबरदारीचे) नियम

- **पाणी पिण्याचे प्रमाण :** भरडधान्यांमध्ये फायबरचे प्रमाण जास्त असल्याने ते खाल्ल्यानंतर भरपूर पाणी पिणे आवश्यक आहे, अन्यथा पचनाला त्रास होऊ शकतो.
- **हळूहळू सुरुवात करा :** तुम्ही दररोज गहू आणि तांदूळ खात असाल, तर अचानक पूर्णपणे भरडधान्य खाण्याकडे वळू नका. आठवड्यातून दोन-तीन दिवस हळूहळू त्यांचा जेवणात समावेश करा.
- **स्वच्छता :** वापरण्यापूर्वी किमान चार-पाच तास भिजवल्याने त्यातील फायटिक ॲसिड निघून जाते, ज्यामुळे पोषणतत्त्वे शोषण्यास मदत होते.

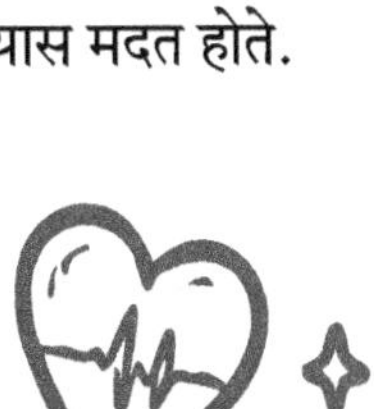

डाळी आणि भरडधान्ये हे केवळ अन्न नसून ते निसर्गाने दिलेले औषध आहे. प्रोटीन्सची गरज पूर्ण करण्यासाठी डाळी आणि सूक्ष्म पोषक घटकांसाठी भरडधान्ये यांचा मेळ घालणे ही काळाची गरज आहे. आपण पुन्हा एकदा या पारंपरिक अन्नाला आपल्या ताटात स्थान दिले, तर आपण मधुमेह, लठ्ठपणा आणि हृदयरोग यांसारख्या समस्यांपासून दूर राहू शकतो. चांगल्या आरोग्यासाठी, डाळी आणि भरडधान्यांचा अवलंब करणे नेहमीच फायद्याचे ठरते.

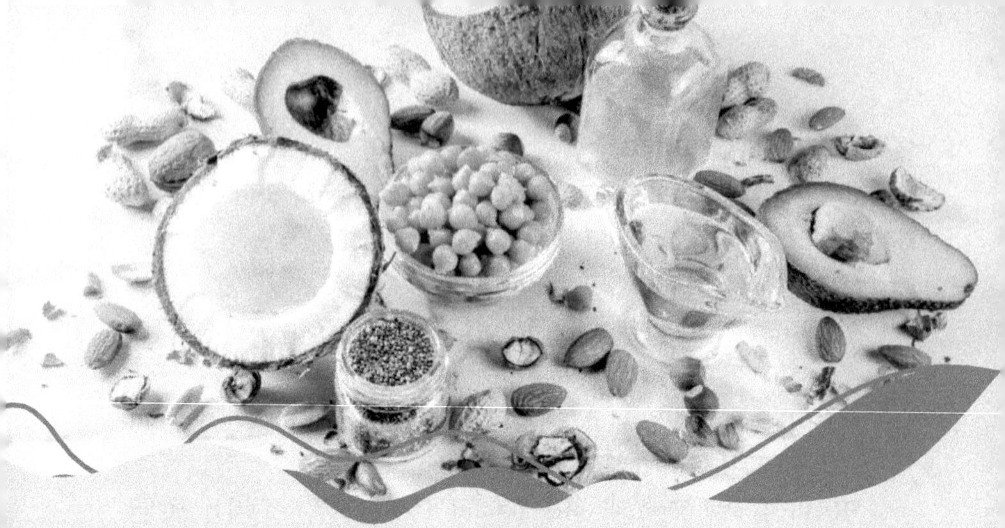

१.३

फॅट्सचे 'फंडामेंटल'!

डाएट म्हटले की उपवास करणे, तेलकट आणि तूपकट पदार्थ टाळणे, दुग्धजन्य पदार्थ टाळणे, आणि विशिष्ट भाज्याच उकडून खाणे असे अनेक गैरसमज आहेत. व्हॉट्स ॲप युनिव्हर्सिटीमध्ये, तर आरोग्य, आहार आणि औषधे याविषयी लिहिणारे-बोलणारे इतके तज्ज्ञ आहेत, की ते वाचून-ऐकून प्रत्येक जण गोंधळून जातो. अशा वेळी, असे काही सांगणारी व्यक्ती त्या क्षेत्रातील अनुभवी, तज्ज्ञ आहे का, हे तरी आपण पाहिले पाहिजे.

शरीराला आवश्यक असलेली ऊर्जा देणाऱ्या स्निग्ध पदार्थांबाबतही असेच बोलले जाते. स्निग्ध पदार्थ आणि तेले हा आपल्या आहाराचा एक आवश्यक भाग आहेत. ते आपल्याला निरोगी राहण्यास मदत करतात आणि ऊर्जा देतात. मी नेहमी सांगते, तोच मुद्दा येथेही लागू होतो. तो म्हणजे, कोणत्याही गोष्टीचा अतिरेक किंवा अतिवापर टाळलाच पाहिजे.

स्निग्ध पदार्थ आणि तेलांचा वापर योग्य प्रमाणात झाला तर तो शरीरासाठी लाभदायक आणि आवश्यक असतो. पण 'मला तळलेले पदार्थच आवडतात' असे कोणी म्हणत असेल, तर ते शरीरासाठी योग्य नाही.

शरीराला स्निग्ध (चरबी) पदार्थांची गरज का असते?

१. **ऊर्जा स्रोत :** स्निग्ध पदार्थ ही शरीरासाठी अत्यंत घन आणि अधिक ऊर्जा देणारी संसाधने आहेत. एक ग्रॅम चरबीत सुमारे नऊ किलो कॅलरी ऊर्जा असते, म्हणून ते दीर्घ काळ टिकणारी ऊर्जा प्रदान करतात.

२. **शरीरात उष्णता टिकवून ठेवणे :** चरबी शरीराला उष्णता टिकवून ठेवण्यास मदत करते, विशेषतः थंड हवामानात!

३. **स्नायू आणि अवयवांची संरचना :** स्निग्ध पदार्थांची उपस्थिती शरीराच्या विविध संरचनांमध्ये असते; जसे की, त्वचा, हाडे आणि इतर अवयवांचे संरक्षण करण्यासाठी.

४. **जीवनसत्त्वांचे अवशोषण :** काही जीवनसत्त्वे (अ, ड, ई, के) स्निग्ध पदार्थांमध्ये विरघळतात; त्यांच्या योग्य शोषणासाठी स्निग्धांची गरज असते.

५. **पेशींमधील रासायनिक प्रक्रिया :** शरीरातील विविध जैविक क्रियांसाठी, विशेषतः हार्मोन्स तयार करण्यासाठी व प्राणवायूच्या निर्मितीसाठी स्निग्ध पदार्थांची आवश्यकता असते.

६. **मेंदू आणि स्नायूंचे कार्य :** मेंदू आणि स्नायूंच्या योग्य कार्यासाठी स्निग्ध पदार्थ आवश्यक असतात; ते मेंदू व स्नायूंच्या संरचनेचा भाग आहेत.

स्निग्ध पदार्थ शरीराला ऊर्जा आणि संरक्षण पुरवतात, विषारी पदार्थ काढून टाकण्यास मदत करतात, जीवनसत्त्वे शोषून घेण्यास मदत करतात. तथापि, अधिक प्रमाणात स्निग्ध पदार्थांचे सेवन आरोग्यासाठी हानिकारक ठरू शकते. म्हणून योग्य प्रमाणात सेवन आवश्यक आहे.

विविध तेले आणि स्निग्ध पदार्थ, त्यांचे फायदे, आरोग्यावर होणारे परिणाम, स्वयंपाकात वापर याबद्दल जाणून घेऊ.

१. **लोणी (बटर) :** लोण्यामध्ये सॅच्युरेटेड फॅट्स, जीवनसत्त्व अ, ड, ई आणि के, आणि संयुग्मित लिनोलिक ॲसिड भरपूर प्रमाणात असते. योग्य प्रमाणात खाल्ल्यास लोणी आपल्या शरीराला जीवनसत्त्वांचे शोषण करून ऊर्जा पुरवण्यास मदत करते; परंतु जास्त प्रमाणातील सॅच्युरेटेड फॅट्समुळे ते अधिक प्रमाणात खाल्ले तर हृदयविकाराचा धोका संभवतो. घरगुती

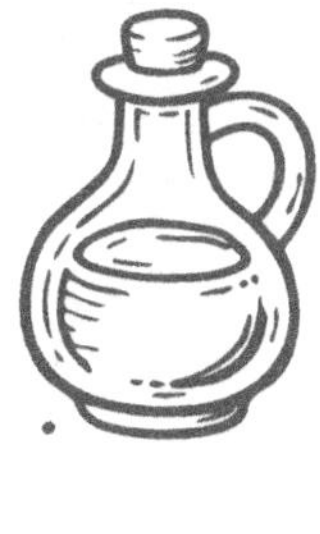

लोणी कधीही चांगले! बाजारात उपलब्ध असलेल्या लोण्यामध्ये मीठ किंवा इतर प्रिझर्वेटिव्ह मिसळली जातात, जेणेकरून ते जास्त काळ टिकेल. अशा लोण्याचे अधिक सेवन हृदयासाठी चांगले नाही.

२. **तूप :** यात ब्युटिरेट, जीवनसत्त्वे अ, ड, ई आणि के, आणि मीडियम-चेन फॅटी ॲसिड्स असतात. तूप हे पचनास मदत करणारे व सूज कमी करणारे म्हणून ओळखले जाते.
   तथापि, अधिक प्रमाणात खाल्ल्यास कोलेस्ट्रॉलचे प्रमाण वाढू शकते. घरगुती ताकापासून तयार केलेले तूप शरीराला चांगली पोषणमूल्य देते. तेदेखील योग्य प्रमाणात खायला हवे.
३. **प्राणिजन्य चरबी :** पदार्थांची चव आणि ऊर्जा वाढवतात. जास्त प्रमाणात सॅच्युरेटेड आणि मोनोअनसॅच्युरेटेड फॅट्स, कोलेस्ट्रॉल व चरबीत विरघळणारी जीवनसत्त्वे असतात; अधिक सेवनामुळे हृदयविकाराचा धोका असतो.
४. **बदाम आणि अक्रोड तेल :** ही तेले मोनोअनसॅच्युरेटेड फॅट्स, ओमेगा-३ फॅटी ॲसिड्स आणि अँटिऑक्सिडंट्सनी समृद्ध असतात. ही तेले हृदयाच्या आरोग्यास मदत करतात, सूज कमी करतात आणि आवश्यक फॅटी ॲसिड्स पुरवतात. परंतु, जास्त प्रमाणात सेवन केल्यास ते कॅलरीज वाढवतात.
५. **सूर्यफूल, तीळ या बियांपासून तयार केलेले तेल :** ही तेले पॉलीअनसॅच्युरेटेड फॅट्स, ई जीवनसत्त्व आणि ओमेगा-६ फॅटी ॲसिड्सनी समृद्ध असतात. सूज कमी करण्यासाठी आणि पेशींच्या कार्यासाठी आवश्यक असतात. परंतु ओमेगा-३चे सेवन असंतुलित असेल तर सूज येण्याची शक्यता असते.
६. **कोंडा (फायबर) आणि वनस्पती तेले (राईस ब्रान, ऑलिव्ह) :** या तेलांमध्ये मोनोअनसॅच्युरेटेड फॅट्स, फायटोस्टेरॉल आणि अँटिऑक्सिडंट्स असतात. ते हृदयाच्या आरोग्यासाठी फायदेशीर असतात आणि कोलेस्ट्रॉलचे प्रमाण कमी करतात. जास्त प्रमाणात सेवन केल्यास कॅलरीज वाढू शकतात.
७. **हायड्रोजनेटेड फॅट्स (मार्गारिन, शॉर्टनिंग) :** यामध्ये ट्रान्स फॅट्स आणि काही हायड्रोजनयुक्त तेले असतात. ते हृदयविकाराचा धोका वाढवतात. सूज येणे, तसेच इन्सुलिन प्रतिकार यासारखे धोके संभवतात. म्हणून, त्यांचा वापर टाळणे चांगले!

शरीराला स्निग्ध पदार्थ आणि तेलांची आवश्यकता असते. त्यामुळे हे पदार्थ किंवा तेले वापरणे पूर्णपणे बंद करणे योग्य नाही. बाजारात मिळणारे बटर, तूप आणि भरपूर तेलापासून तयार करण्यात येणारे बाहेरचे पदार्थ खाणे टाळल्यास वजन नियंत्रणात ठेवण्यास मदत होईल. स्निग्ध पदार्थ, तेलांची शुद्धता आणि ती तयार करण्यासाठी वापरल्या जाणाऱ्या प्रक्रिया समजून घेणे महत्त्वाचे आहे. अर्थात, घरगुती पदार्थ केव्हाही अधिक चांगले, हे नक्की!

तेल म्हणजे काय?

तेल प्रामुख्याने ट्रायग्लिसराइड्सपासून बनलेले असते, जे फॅटी ॲसिड्स व ग्लिसरॉल यांपासून बनलेले असते. वेगवेगळ्या तेलांमध्ये ओमेगा-3 आणि ओमेगा-6 फॅटी ॲसिड्स, ॲंटिऑक्सिडंट्स, व्हिटॅमिन ई, के, आणि काही बायोॲक्टिव्ह संयुगे असतात.

तेल हे आपल्या आहारातील एक महत्त्वाचा घटक आहे. अन्न शिजवण्यासाठी आणि चव वाढवण्यासाठी तेल वापरलं जातं. शरीरावर त्याचे परिणाम आपण कोणते तेल, किती प्रमाणात, आणि किती वेळा वापरतो यावर अवलंबून असतात. काही नैसर्गिक तेलांमध्ये ओमेगा-3 फॅटी ॲसिड्स, व्हिटॅमिन ई, आणि ॲंटिऑक्सिडंट्स असतात, जे हृदयाचे आरोग्य सुधारण्यास, शरीरातल्या पेशींचे संरक्षण करण्यास आणि मेंदूला पोषण देण्यास मदत करतात.

उदाहरणार्थ, ऑलिव्ह ऑइल मोनोअनसॅच्युरेटेड फॅट्सने भरलेले असते, जे हृदयासाठी चांगले मानले जाते. नारळाच्या तेलात लॉरिक ॲसिड असते, जे ॲंटिबॅक्टेरियल गुणधर्म प्रदान करते. तीळ आणि शेंगदाणा तेलांमध्ये चांगले स्निग्ध पदार्थ असतात, जे शरीरातील वाईट कोलेस्ट्रॉल कमी करू शकतात.

तेलांचा अतिवापर... आजारांना निमंत्रण!

अन्नात वापरल्या जाणाऱ्या तेलाचा प्रकार, गुणवत्ता आणि प्रमाण महत्त्वाचे आहे. असे म्हटले जाते की, जे जिभेला आवडते ते हृदयाला आवडत नाही! याचे कारण हेच आहे. तेल, तूप, लोणी यांचा अतिवापर लठ्ठपणा, हृदयविकार, मधुमेह असे

आजार बळावण्यास कारणीभूत ठरतो. 'मला चमचमीत, तर्री असलेल्याच भाज्या लागतात' असे कोणी म्हणत असेल, तर ते धोकादायक आहे, असे समजा.

१. तिळाचे तेल

- **घटक :** लिनोलिक ॲसिड, सेसमिन, सेसामोल, व्हिटॅमिन ई
- **फायदे :** अँटिऑक्सिडंट आणि अँटिइन्फ्लेमेटरी गुणधर्म, हृदयाच्या आरोग्यात सुधारणा; सांध्यांच्या आजारांवर प्रभावी, उदा., ऑस्टिओआर्थरायटीस, त्वचेला डीप मॉइश्चरायझेशन

२. नारळाचे तेल

- **घटक :** मीडियम चेन ट्रायग्लिसराइड्स (MCTs), लॉरिक ॲसिड
- **फायदे :** अँटिमायक्रोबियल व अँटिव्हायरल गुण, केसांना पोषण , मेंदूच्या पेशींना ऊर्जा (MCTsमुळे), ॲटॉपिक डर्मेटायटीसवर उपयोग

३. मोहरीचे तेल

- **घटक :** एलिक ॲसिड, ओमेगा-3 व 6, ग्लुकोसिनोलेट
- **फायदे :** अँटिबॅक्टेरियल आणि अँटिफंगल, ब्लड सर्क्युलेशनमध्ये सुधारणा, कोलेस्ट्रॉल कमी करण्यात मदत

४. निलगिरी तेल

- **घटक :** सिनीओल (Eucalyptol)
- **फायदे :** श्वसनमार्ग मोकळा करतो; अँटिसेप्टिक व डीकॉन्गेस्टंट, सर्दी-खोकल्यावर प्रभावी

५. बदाम तेल

- **घटक :** ओलेइक ॲसिड, लिनोलिक ॲसिड, व्हिटॅमिन ई
- **फायदे :** त्वचेसाठी अँटिएजिंग घटक, केसांची वाढ, अँटिइन्फ्लेमेटरी

तेल कोणते... रिफाइन्ड की फिल्टर?

बरेच लोक रिफाइन्ड तेल वापरतात, कारण त्यावर लिहिलेले असते 'Heart healthy' or 'Cholesterol free'. कोलेस्ट्रॉल हा जीवनावश्यक घटक आहे, हे संपूर्ण वैद्यकीय जगाने मान्य केले आहे; म्हणून Cholesterol-free तेल वापरण्याची आवश्यकता नाही.

योग्य प्रमाणातील कोलेस्ट्रॉल आरोग्यास घातक तर नाहीच; उलट, ते हृदयाच्या आरोग्यासाठी आवश्यक आहे, हे संशोधनात सिद्ध झाले आहे.

रिफाइन्ड तेल हे उच्च तापमानात तयार करतात; त्यामुळे त्यातील पोषणमूल्ये नष्ट होतात. रिफाइन्ड तेल तयार करताना रासायनिक प्रक्रियेद्वारे तेलाचा वास घालवला जातो, ज्यामुळे हे तेल पांढरे असते आणि तेलाला वास नसतो. हे तेल तयार करताना अनावश्यक रसायने वापरली जातात, जी शरीरासाठी अपायकारक ठरू शकतात.

या सर्व बाबी लक्षात घेता, फिल्टर केलेले तेल वापरणे फायदेशीर आहे; कारण ते कमी तापमानात तयार केलेले असते. म्हणून, या तेलाचा नैसर्गिक वास व रंग अबाधित राहतो. कोणतेही रसायन वापरले जात नसल्यामुळे हे तेल आरोग्यासाठी चांगले आहे. या तेलातून आवश्यक पोषणमूल्ये आणि अँटिऑक्सिडंट्स मिळतात, जे हृदयाच्या आरोग्यास चांगले असते.

म्हणून, शेंगदाणा, मोहरी, तीळ, खोबरे, सोयाबीन अशी वेगवेगळी किंवा दोन-तीन प्रकारची तेले एकत्र करा. परंतु, फिल्टर ऑइल म्हणजेच घाण्याचे तेल वापरा. हल्ली ते पिशव्यांमध्येदेखील उपलब्ध आहे; ते खरेदी करताना लेबल वाचा म्हणजे झाले!

जेवणात तुपाची धार हवीच!

- **तूप कधी आणि कसे सेवन करावे?**

- अनेकांना तुपाचे सेवन करण्याची भीती वाटते, कारण त्यांना तुपाचे फायदे माहीत नसतात. तसेच तुपामुळे वजन वाढते, अशा गैरसमजांमुळेही लोक तूप खाणे टाळतात. आज मी ते गैरसमज दूर करण्याचा प्रयत्न करणार आहे.

- **कोणत्या प्रकारचे तूप सेवन करावे?**

- गाईच्या वा म्हशीच्या दुधापासून तयार केलेले साजूक (साधे) तूप फायदेशीर आहे. लहान मुलांसाठी म्हशीचे दूध वापरावे, कारण त्यात अधिक उष्मांक असतात.

- **गाईच्या दुधापासूनच्या तुपात कोणती पोषक तत्त्वे असतात?**

१. गाईच्या दुधात फॅट कमी असते, म्हणून ते वजन कमी करण्यासाठी फायदेशीर असते आणि म्हशीच्या दुधात फॅटचे प्रमाण जास्त असते, म्हणून ते वजन वाढवण्यासाठी चांगले असते. दुसरी गोष्ट म्हणजे, ते एनर्जी देते आणि तुम्हांला पोट भरल्यासारखे वाटते. त्यात मीडियम चेन फॅटी ॲसिडदेखील असतात. ते आपल्या शरीरातील फॅट विरघळण्यास मदत करते; त्यासोबतच ते कॅल्शियमने समृद्ध असते.

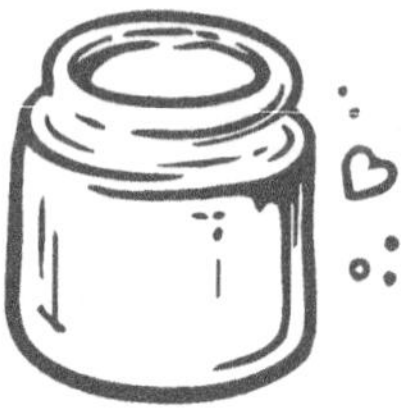

२. तुपात ॲलर्जीविरोधी (अँटी-ॲलर्जिक) गुणधर्म असतात, जे मुलांमध्ये ॲलर्जी रोखण्यासाठी आणि ॲलर्जीचा धोका कमी करण्यासाठी चांगले असतात.

३. ओमेगा-3 फॅटी ॲसिड असतात, जे हृदयाच्या आरोग्यासाठी चांगले असतात आणि आपल्या शरीरातील जळजळ कमी करतात. उदाहरणार्थ, अनेकांना अल्सरेटिव्ह कोलायटिसचा त्रास होतो, तो बरा करण्यासाठी तूप फायदेशीर आहे.

४. डोळ्यांचे आरोग्य राखण्यासाठी उपयुक्त; आणि आपली रोगप्रतिकारक शक्ती वाढवण्यास मदत करते, म्हणूनच आपण तूप सेवन केले पाहिजे. दररोज फक्त दोन चमचे गाईच्या दुधापासून तयार केलेले तूप खाणे खूप फायदेशीर ठरू शकते.

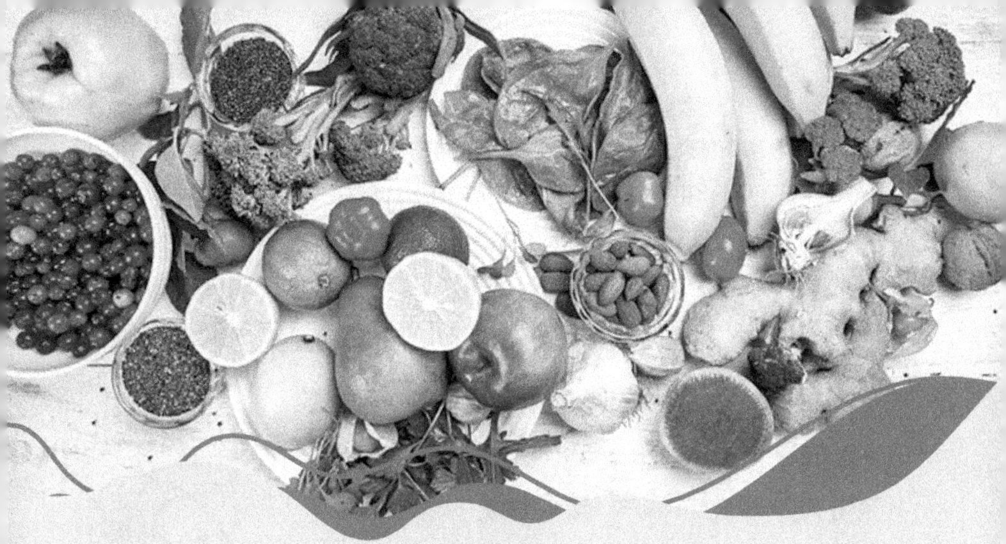

१.४
जीवनसत्त्वे : आहाराचे 'सत्त्व' ('सार')

जीवनसत्त्वे (Vitamins) शरीराच्या योग्य कार्यासाठी आवश्यक पोषक तत्त्वे आहेत. ती शरीरात तयार होत नाहीत; म्हणून आहारातून मिळवणे महत्त्वाचे आहे.

जीवनसत्त्वांचे दोन प्रकार आहेत :

- जलविद्राव्य (पाण्यात विरघळणारी)
- स्निग्ध-विद्राव्य (चरबीत विरघळणारी)

आपले शरीर निरोगी आणि कार्यक्षम ठेवण्यासाठी, आरोग्यासाठी संपूर्ण आणि संतुलित आहारातून (उदाहरणार्थ, फळे, भाज्या, मांस, दुग्धजन्य पदार्थ) योग्य प्रमाणात जीवनसत्त्वे मिळणे अत्यंत आवश्यक आहे.

व्हिटॅमिन B-12

व्हिटॅमिन B-12 हे पाण्यात विरघळणारे जीवनसत्त्व आहे; म्हणून ते शरीरात सहजपणे शोषले जाते. व्हिटॅमिन B-12मध्ये कोबाल्ट क्षार (Mineral) असतात.

मानवी शरीराला व्हिटॅमिन B-12ची अतिशय कमी प्रमाणात आवश्यकता असते. त्याचा यकृतामध्ये साठा असतो. हा साठा कमी होत नाही तोपर्यंत व्हिटॅमिन

B-12ची कमतरता निर्माण होण्याची शक्यता नसते. आपला आहार संतुलित असेल, म्हणजे आपल्या शरीराला आहारातून सर्व घटक मिळत असतील, तर व्हिटॅमिन B-12ची कमतरता सहसा उद्‌भवत नाही.

व्हिटॅमिन B-12ची कमतरता असेल तर आरोग्याची हेळसांड होत आहे, असे समजावे. बदललेली जीवनशैली हे व्हिटॅमिन B-12च्या कमतरतेचे मुख्य कारण आहे.

व्हिटॅमिन B-12 चे स्रोत

दूध, दही, ताक, प्राणिजन्य पदार्थ, मासे, अंडी, चिकन.

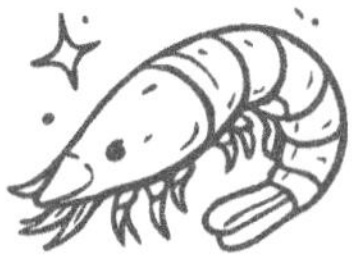

व्हिटॅमिन B-12च्या कमतरतेची कारणे

पचनसंस्था कमकुवत असेल तर B-12 शोषले जात नाही; यामुळे कमतरता निर्माण होऊ शकते. पोटाची शस्त्रक्रिया झाली असेल तर कमतरता निर्माण होऊ शकते.

पोटात ॲसिडचे प्रमाण कमी असणे : चुकीच्या जीवनशैलीमुळे पित्ताचा त्रास उद्‌भवतो. मग ॲसिडिटीच्या गोळ्या घेतल्या जातात. या गोळ्यांमुळे पोटातील ॲसिडचे प्रमाण कमी होते. नंतर B-12 शोषण्यात अवरोध निर्माण होतो आणि कालांतराने B-12ची कमतरता निर्माण होते.

मधुमेही मेटफॉर्मिन नावाचे औषध घेतात. यामुळेसुद्धा B-12ची कमतरता निर्माण होऊ शकते.

व्हिटॅमिन B-12च्या कमतरतेची लक्षणे

- भूक न लागणे, बद्धकोष्ठता, अशक्तपणा, हातापायाला मुंग्या येणे अशी लक्षणे आढळल्यास डॉक्टर तपासणी करायला सांगतात.
- आवश्यकतेनुसार पूरक औषधे घेण्याचा सल्ला दिला जातो.
- व्हिटॅमिन B-12ची पातळी खूप कमी असेल आणि कमतरतेची लक्षणे आढळली तरच औषध सुचवले जाते.
- आतडे व्हिटॅमिन B-12 नीट शोषून घेऊ शकत नसतील तर इंजेक्शन हा महत्त्वाचा उपाय आहे.

व्हिटॅमिन ए

याला रेटिनॉल असेही म्हणतात.

- **महत्त्वाची कार्ये :**
  - रोगप्रतिकारक शक्ती वाढवण्यास मदत करते.
  - रातांधळेपणावर मात करण्यास उपयुक्त
  - त्वचा आणि शरीराच्या काही भागांचे अस्तर, जसे की नाक, निरोगी ठेवणे
- **व्हिटॅमिन 'ए'चे चांगले स्रोत**
  - चीज, अंडी, मासे, दूध आणि दही
  - यकृत हे व्हिटॅमिन 'ए'चा एक विशेष समृद्ध स्रोत आहे.
  - शाकाहारी व्यक्ती त्यांच्या आहारात बीटा-कॅरोटीनच्या चांगल्या स्रोतांचा समावेश करून व्हिटॅमिन ए मिळवू शकतात; कारण शरीर बीटा-कॅरोटीनचे रेटिनॉलमध्ये रूपांतर करू शकते.

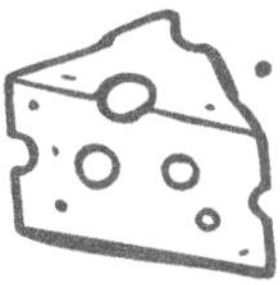

- **बीटा-कॅरोटीनचे मुख्य स्रोत आहेत :**
  - पिवळ्या, लाल आणि हिरव्या (पालेदार) भाज्या : पालक, गाजर, रताळे आणि लाल मिरची
  - पिवळी फळे : आंबा, पपई, जर्दाळू इत्यादी

लहान मुलांमध्ये व्हिटॅमिन 'ए'चा अभाव होऊ नये म्हणून लहानपणापासूनच त्यांच्या आहारात वरील सर्व गोष्टींचा समावेश करावा. काही संशोधनातून असे दिसून आले आहे की, अनेक वर्षांपासून दररोज १.५ मि.ग्रॅ. (१५०० μg)पेक्षा जास्त व्हिटॅमिन ए घेतल्याने हाडांवर विपरीत परिणाम होऊ शकतात, ज्यामुळे फ्रॅक्चर होण्याची शक्यता वाढते. हे विशेषतः स्त्रिया आणि वृद्ध यांच्यासाठी महत्त्वाचे आहे, ज्यांना आधीच ऑस्टिओपोरोसिसचा धोका आहे. हा आजार हाडे कमकुवत करतो.

योग्य आहारातून आवश्यक तेवढे व्हिटॅमिन ए मिळते; म्हणून डॉक्टरांच्या सल्ल्याशिवाय, फिश लिव्हर ऑइलसह व्हिटॅमिन ए असलेला पूरक आहार घेणे टाळा. म्हणजेच, योग्य आणि संतुलित आहार हेच एकमेव औषध आहे.

व्हिटॅमिन ई

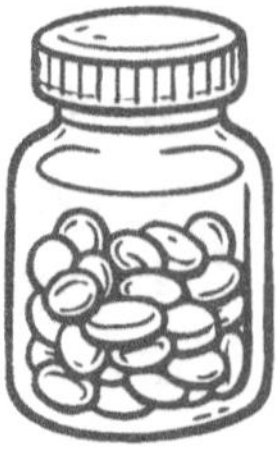

अल्फा टोकोफेरॉल हे मानवी शरीरात कार्य करणारे व्हिटॅमिन ईचे एकमेव रूप आहे. व्हिटॅमिन ई निरोगी त्वचा, डोळे आणि रोग प्रतिकारशक्ती मजबूत राखण्यास मदत करते. व्हिटॅमिन ई चरबीमध्ये विरघळणारे आहे. याचा अर्थ ते यकृत आणि फॅटी टिश्यूमध्ये साठवले जाते आणि आवश्यकतेनुसार वापरले जाते.

व्हिटॅमिन ई विविध पदार्थांमध्ये आढळते.

चांगल्या स्रोतांमध्ये पुढील गोष्टी समाविष्ट आहेत :

वनस्पती तेल : सूर्यफूल, सोया, कॉर्न आणि ऑलिव्ह ऑइल, काजू आणि बिया, तसेच तृणधान्ये आणि अन्नधान्ये. योग्य व संतुलित आहारातून तुम्हांला आवश्यक असलेले सर्व व्हिटॅमिन ई मिळते आणि त्याचा साठासुद्धा शरीरात असतो. म्हणून तुम्ही व्हिटॅमिन ई सप्लिमेंट्स घेत असाल तर जास्त प्रमाणात घेऊ नका. कारण ते हानिकारक असू शकते.

व्हिटॅमिन सी : शरीरासाठी आवश्यक पोषकतत्त्व

शरीराच्या योग्य वाढीसाठी, रोगप्रतिकारक शक्ती टिकवण्यासाठी व्हिटॅमिन सी अत्यंत महत्त्वाचे आहे. ते पाण्यात विरघळणारे जीवनसत्त्व असून शरीरात साठून राहत नाही; म्हणून रोजच्या आहारातून त्याचे सेवन आवश्यक आहे.

व्हिटॅमिन 'सी'चे महत्त्व

१. **रोगप्रतिकारक शक्ती वाढवते :** शरीराला संसर्गांपासून वाचवते, सर्दी-खोकला लवकर बरा होण्यास मदत करते.

२. **त्वचा व केस निरोगी ठेवते :** कोलेजन तयार करण्यात व्हिटॅमिन सी मदत करते. यामुळे त्वचा टवटवीत आणि केस मजबूत राहतात.

३. **लोहाचे शोषण सुधारते :** शाकाहारी आहारातून मिळणाऱ्या लोहाचे शरीरात योग्य शोषण होण्यासाठी व्हिटॅमिन सी महत्त्वाचे आहे.

४. **अँटिऑक्सिडंट गुणधर्म :** शरीरातील हानिकारक फ्री रॅडिकल्स कमी करून पेशींना सुरक्षित ठेवते.

५. **जखमा लवकर भरून येणे :** जखमा लवकर बऱ्या करते, हाडे आणि हाडांच्या सांध्याची ताण सहन करण्याची क्षमता वाढवते.

व्हिटॅमिन 'सी'ची कमतरता
सतत थकवा, कमजोरी; त्वचेवर कोरडेपणा; ओठ व हिरड्या सुजणे, रक्त येणे; जखमा उशिरा भरून येणे; हाडे व सांधे कमकुवत होऊन वेदना जाणवतात
रोगप्रतिकारक शक्ती कमी होणे : वारंवार सर्दी-खोकला, संसर्ग पटकन होतो; शरीराची आजारांविरुद्ध लढण्याची ताकद कमी होते.
दीर्घकाळ कमतरता राहिल्यास : स्कर्व्ही (Scurvy) नावाचा विकार होतो.

व्हिटॅमिन सी आपल्या शरीरासाठी अत्यंत महत्त्वाचे पोषकतत्त्व आहे. आपला आहार योग्य रीतीने आखला, तर दिवसाला एक हजार मिलीग्रॅम व्हिटॅमिन सी सहज मिळू शकते. त्यामुळे रोजच्या आहारात आवळा, संत्री, पालेभाज्या व रंगीबेरंगी भाज्या यांचा समावेश हवाच.

व्हिटॅमिन 'सी'चे स्रोत
व्हिटॅमिन सी नैसर्गिकरीत्या प्रामुख्याने फळे आणि काही भाज्यांमध्ये आढळते.
काही महत्त्वाचे स्रोत

- आवळा : व्हिटॅमिन 'सी'चा सर्वोत्तम नैसर्गिक स्रोत.
- संत्रे, मोसंबी, लिंबू, किवी : सिट्रस फळांमध्ये मुबलक प्रमाण
- स्ट्रॉबेरी, पपई, अननस : गोड फळांतही व्हिटॅमिन सी भरपूर
- टोमॅटो, ढोबळी मिरची (लाल/पिवळी/हिरवी) : चांगले प्रमाण
- पालक, ब्रोकोली, कोथिंबीर : पालेभाज्यादेखील उपयुक्त स्रोत आहेत.

१०० ग्रॅममधील व्हिटॅमिन सी (mg)

१. काकाडू प्लम (Kakadu Plum) : २३००-३००० मि.ग्रॅ.
२. ॲसरोला चेरी (Acerola Cherry) : १६००-१७०० मि.ग्रॅ.
३. आवळा : २५०-३०० मि.ग्रॅ.
४. पेरू : २२० मि.ग्रॅ.
५. लाल ढोबळी मिरची : १२० मि.ग्रॅ.
६. कोथिंबीर (धणे पाने) : १३० मि.ग्रॅ.
७. हिरवी ढोबळी मिरची : ८० मि.ग्रॅ.

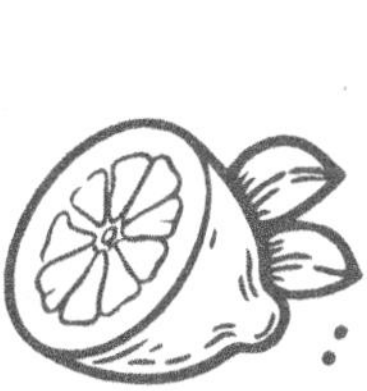

८. किवी : ९० मि.ग्रॅ.
९. ब्रोकोली : ९० मि.ग्रॅ.
१०. स्ट्रॉबेरी : ६० मि.ग्रॅ.
११. पपई : ६० मि.ग्रॅ.
१२. अननस : ४७ मि.ग्रॅ.
१३. संत्रे : ५० मि.ग्रॅ.
१४. मोसंबी (Sweet Lime) : ४५ मि.ग्रॅ.

१५. लिंबू : ४५ मि.ग्रॅ.
१६. टोमॅटो : २५ मि.ग्रॅ.
१७. फुलकोबी (Cauliflower) : ४८ मि.ग्रॅ.
१८. कोबी (Cabbage raw) : ३६ मि.ग्रॅ.
१९. आंबा (कच्चा) : ३५ मि.ग्रॅ.
२०. पालक : २८ मि.ग्रॅ.

यावरून दिसते की, सिट्रस फळं (संत्र, मोसंबी, लिंबू) यापेक्षा जास्त व्हिटॅमिन सी आवळा, पेरू, ढोबळी मिरची, कोथिंबीर, किवी, स्ट्रॉबेरी, ब्रोकोली यांमध्ये आहे.

वयोगटानुसार दररोजची व्हिटॅमिन 'सी'ची गरज

१. बाळं (० ते १२ महिने) : २५ मि.ग्रॅ.
२. लहान मुलं (१ ते ३ वर्षे) :४० मि.ग्रॅ.
३. मुलं (४ ते ८ वर्षे) : ४५ मि.ग्रॅ.
४. मुलं (९ ते १३ वर्षे) : ६० मि.ग्रॅ.
५. किशोरवयीन (१४ ते १८ वर्षे)
मुलगे : ७५ मि.ग्रॅ.; मुली : ६५ मि.ग्रॅ.
६. प्रौढ (१९ वर्षांपेक्षा अधिक)
पुरुष : ९० मि.ग्रॅ.; महिला : ७५ मि.ग्रॅ.
७. गर्भवती महिला : ८५ मि.ग्रॅ.

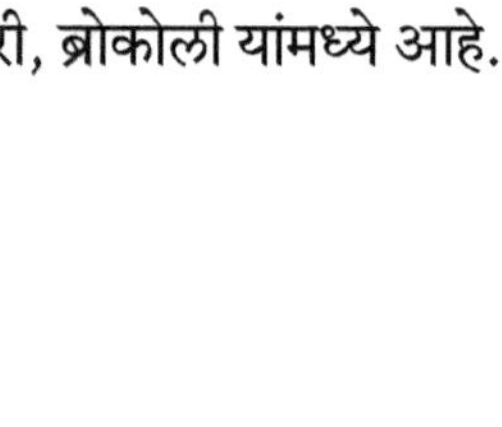

८. स्तनपान करणाऱ्या माता : १२० मि.ग्रॅ.
९. धूम्रपान करणाऱ्या व्यक्ती : साधारण गरजेपेक्षा ३५ मि.ग्रॅ. जास्त

रोजच्या आहारातून व्हिटॅमिन सी मिळवण्याचे सोपे स्रोत

- **उदाहरण १**
  - सकाळी नाश्त्यात १ संत्रे (५० mg)
  - दुपारी सलाडमध्ये १ टोमॅटो (२५ mg)
  - संध्याकाळी १ कप स्ट्रॉबेरी (६० mg)
  - *एकूण १३५ mg (पुरुष/महिला RDA पूर्ण)*

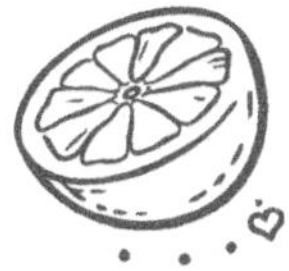

- **उदाहरण २**
  - सकाळी १ आवळा (२५० mg)
  - दुपारी जेवणासोबत थोडी कोथिंबीर (३० mg)
  - रात्री भाजीत थोडी ब्रोकोली (५० mg)
  - *एकूण ३३० mg (RDA पेक्षा जास्त, सुरक्षित व उपयुक्त)*

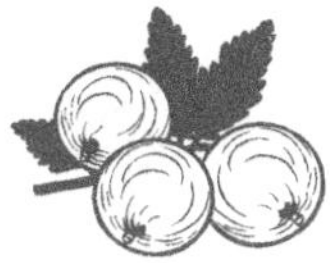

- **उदाहरण ३**
  - सकाळी लिंबूपाणी (२० mg)
  - नाश्त्यात १ किवी (९० mg)
  - दुपारी सलाडमध्ये ढोबळी मिरची (१२० mg)
  - *एकूण २३० mg*

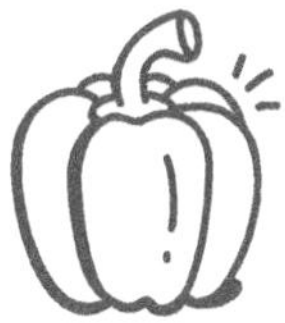

- **उदाहरण ४**
  - सकाळी एक आवळा (२५० mg)
  - नाश्त्यात एक कप स्ट्रॉबेरी (६० mg) + एक ग्लास संत्र्याचा रस
  - दुपारी सलाडमध्ये टोमॅटो + ढोबळी मिरची (१५० mg)
  - संध्याकाळी एक वाटी पपई (६० mg)
  - रात्रीच्या जेवणासोबत ब्रोकोली / कोथिंबीर (१५० mg)
  - *एकूण : अंदाजे १००० mg पेक्षा जास्त*

यामध्ये विविध फळे व भाज्या बदलून आपण दररोज सहज व्हिटॅमिन सी मिळवू शकतो.

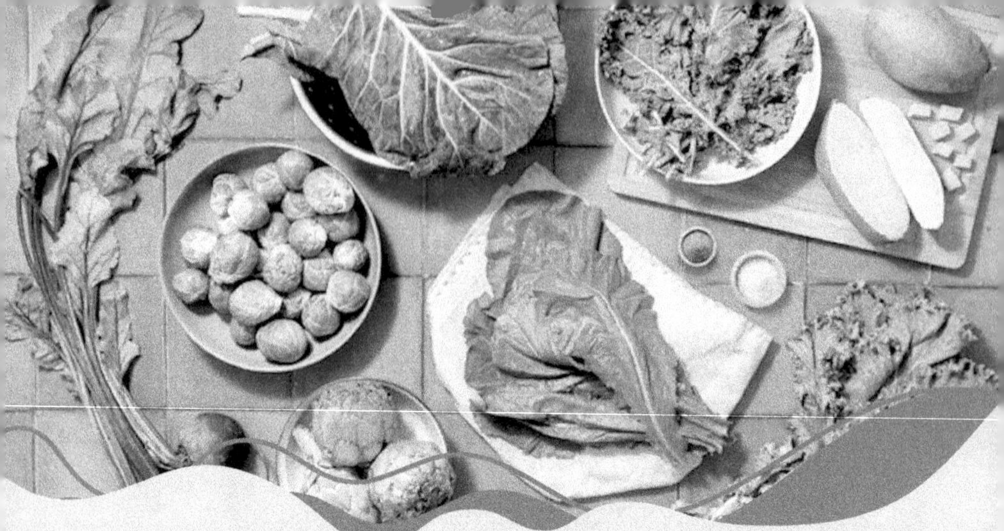

१.५

फायबर खा, फीट राहा

'वजन कमी करायचं आहे, फीट राहायचं आहे, त्यासाठी काय खावे' असा प्रश्न मला नेहमी विचारला जातो. आहारात केवळ 'हे खा, हे टाळा' असे करून चालत नाही. आहार नेहमीच संतुलित असावा लागतो. आपल्या प्रकृतीनुसार तो संतुलित करता आला, तरच तो शरीरास पोषक ठरतो. आहारात जसे वेगवेगळे घटक आवश्यक असतात, तसे खाण्यामधून पुरेसे फायबर (तंतुमय पदार्थ) मिळणेही, महत्त्वाचे असते. फायबरयुक्त संतुलित आहार आरोग्याच्या दृष्टीने उपयुक्त असतो. पचनशक्ती वाढवण्यासाठी तुमच्या खाण्यामध्ये पुरेशा प्रमाणात फायबरचा समावेश हवा.

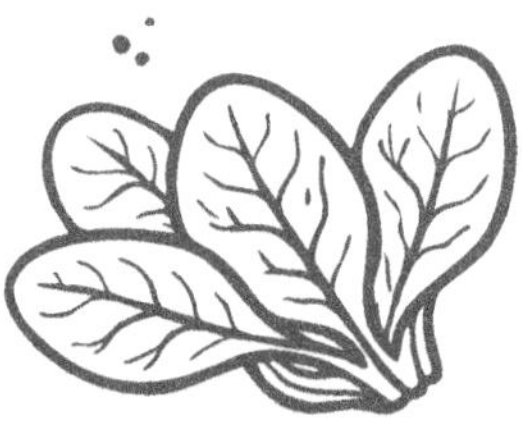

फायबरयुक्त आहारात हिरव्या पालेभाज्या, तसेच फळभाज्या यांचा समावेश होतो. परंतु काही पालेभाज्या व फळभाज्या या आपण जेवणासोबत कच्च्या खाल्ल्या तर शरीराला त्यातील तंतुमय पदार्थ आणि चोथा अधिक प्रमाणात मिळण्यास मदत होते. फायबरच्या सेवनाने हृदयाशी संबंधित आजार, कर्करोग आणि मधुमेह दूर ठेवण्यास मदत होते.

फायबर आपल्या पचनव्यवस्थेतून प्रवास करताना जणू एखाद्या स्पंजसारखे काम करते. ते टाकाऊ पदार्थांची सफाई करत असल्याने बद्धकोष्ठता होऊ देत नाही. आतड्यांची कार्यक्षमता वाढवण्यासाठी मदत करणे हे याचे मुख्य काम आहे. टाकाऊ पदार्थ शरीराबाहेर टाकून देण्याची क्रिया नीट झाली नाही, तर शरीरात विषारी घटक वाढतात. त्यामुळे तुम्ही आजारी पडता.

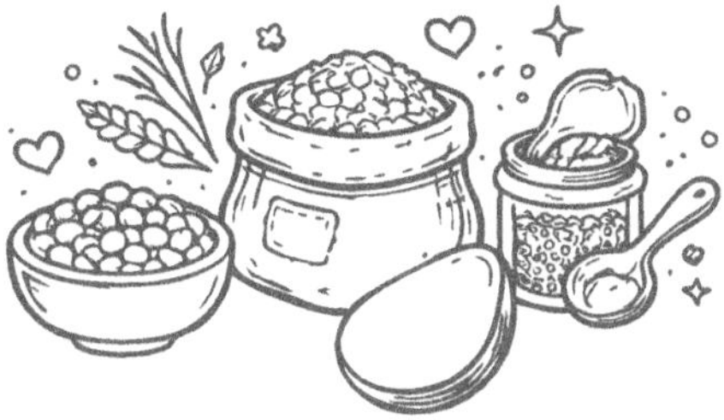

धान्यांच्या बाह्यावरणात मोठ्या प्रमाणावर फायबर असते. परंतु, रिफायनिंग प्रक्रियेमध्ये ते काढून टाकले जाते. म्हणूनच, **संपूर्ण धान्य** असलेली उत्पादने घ्यावीत – जसे, ब्राऊन राइस, होल ग्रेन ब्रेड आणि इतर रिफाइन्ड न झालेले खाद्यपदार्थ आदी.

वजन कमी करण्यासाठी उत्तम!

- फायबरमुळे फॅट कमी होण्यास मदत होते. ते पचनप्रक्रियेमध्ये येणारे अडथळे दूर करते. त्यामुळे पोट भरते आणि उष्मांकही कमी मिळतात.
- फायबरचे काम चांगल्या प्रकारे व्हावे म्हणून पाणी भरपूर प्यावे. द्रवरूपामुळे आतड्यातून फायबर पुढे सरकरण्यास मदत होते. दिवसातून किमान आठ ते दहा ग्लास पाणी प्यायला हवे.
- काही भाज्या आणि फळं सालासकट खाल्ल्यामुळे जास्त फायबर मिळते.
- बिया काढून टाकल्यामुळे त्यातले फायबरचे प्रमाण कमी होते. बिया काढून टाकलेल्या टोमॅटोपेक्षा बियांसह असलेल्या टोमॅटोमध्ये अधिक प्रमाणात फायबर असते. किडनी विकारात टोमॅटो जपून खावा.
- फळांचे रस पिण्यापेक्षा संपूर्ण फळे खावीत; त्यात फायबर अधिक असते.

फायबर कशातून मिळतात?

- **केळी :** फायबरचे प्रमाण जास्त असते, जे बद्धकोष्ठता दूर करण्यास मदत करते. हे पोटॅशियम आणि लोहाचे समृद्ध स्रोत आहे.

- **जवस :** जवस (flaxseed) फायबर आणि प्रथिनांनी समृद्ध असतात. आपण नियमित आहारात, रायतामध्ये या बिया समाविष्ट करू शकता.
- **सफरचंद :** फायबरचा उत्तम स्रोत! सफरचंद सालीसकट खावे, कारण फळाच्या तुलनेत सालीमध्ये जास्त फायबर असते.

- **पेअर :** पेअर हे एक लोकप्रिय फळ आहे, जे स्वादिष्ट आणि पौष्टिक आहे. त्यात भरपूर प्रमाणात फायबर असते. तुम्ही ते सॅलड स्वरूपातदेखील खाऊ शकता. पण हे फळ न सोलता खाणे फायद्याचे ठरते.
- **स्ट्रॉबेरी :** हा फायबरचा एक चांगला स्रोत आहे. शिवाय, यामध्ये व्हिटॅमिन सी, मँगनीज आणि इतर पौष्टिक घटकदेखील आढळतात. पालेभाज्या आणि फळभाज्या हेदेखील फायबरचे उत्तम स्रोत आहेत. अर्थात, कोणत्याही गोष्टीचा अतिरेक वाईटच! फायबरच्या अतिरिक्त सेवनामुळे शरीरामध्ये लोह, झिंक आणि इतर खनिजे शोषून घेण्यात अडथळा निर्माण होतो. दररोज किमान २० ते ३५ ग्रॅम फायबर शरीरासाठी पुरेसे आहे. सूत्र एकच आहे – आहार सर्वसमावेशक आणि संतुलित असावा!

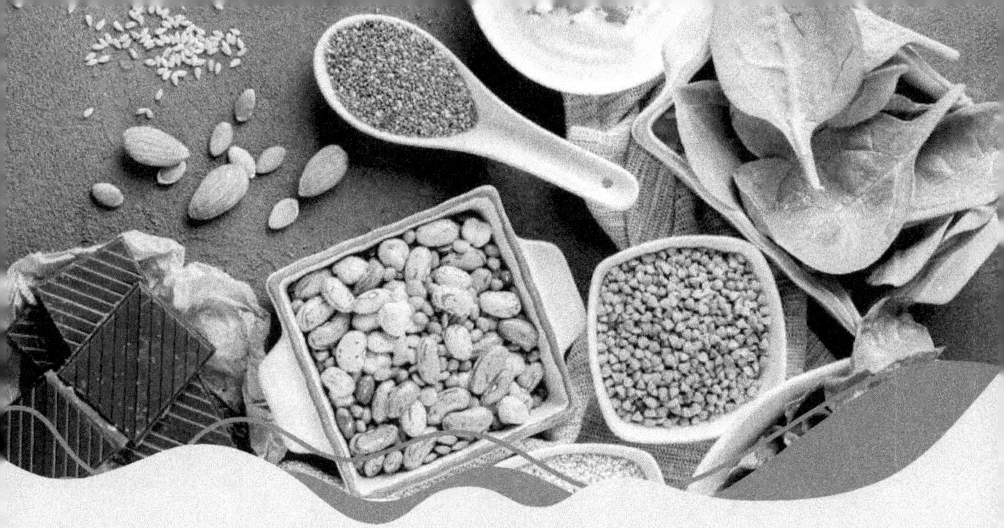

१.६

योग्य खनिजे ठेवतील तुम्हांला ठणठणीत!

शरीरातील सर्व प्रक्रिया सुरळीत चालण्यासाठी खनिजे आवश्यक असात. हाडे आणि दात तयार करण्यासाठी, शरीरातील आवश्यक द्रव्यांमध्ये, ऊती तसेच अनेक विकर आणि चेता यांच्या योग्य कार्यासाठी स्थिर ठेवण्यासाठी खनिजे अत्यावश्यक असतात.

वयानुसार गरजा आणि प्रमाण बदलत असते. शरीराला काही खनिजे अधिक प्रमाणात लागतात; उदाहरणार्थ, कॅल्शियम, फॉस्फरस, मॅग्नेशियम, सोडियम, पोटॅशियम. शरीराला कमी प्रमाणात लागणारी, परंतु तितकीच महत्त्वाची असलेल्या खनिजांना सूक्ष्म खनिजे (minerals) म्हणतात; उदाहरणार्थ, लोह, जस्त, आयोडीन, फ्लोराइड, सेलेनियम, तांबे.

अन्नातून मिळणारी खनिजे शरीरामध्ये चांगल्या प्रकारे शोषली जातात. प्रत्येक खनिजाचे कार्य वेगळे असल्याने शरीरात त्याचे प्रमाण वेगवेगळ्या मात्रेत असते. मनुष्याचे वय, लिंग आणि शारीरिक हालचालींनुसार त्याचे प्रमाण बदलते. खनिजांपासून ऊर्जा निर्मिती होत नाही.

परिपूर्ण आरोग्यासाठी आवश्यक खनिजे

लोह (Fe)

- रक्तामध्ये प्राणवायू वाहून नेणाऱ्या हिमोग्लोबिनच्या निर्मितीसाठी तसेच एकंदर पेशींच्या कार्यासाठीसुद्धा लोह आवश्यक असते.
- कमतरतेमुळे थकवा, अशक्तपणा, बिघडलेले मानसिक आरोग्य, कमजोर प्रतिकारशक्ती अशी लक्षणे असणारा पंडुरोग (रक्तक्षय, ॲनिमिया) होतो.
- पालक, टोफू, कडधान्ये, बीन्स, भोपळा, तीळ यांसारख्या बिया; मजबूत तृणधान्ये आणि कोंबडी व लाल मांस यातून लोह मिळते.

पोटॅशियम (K)

- शरीरातील द्रवाचा समतोल राखणे, स्नायूंचे आकुंचन, रक्तदाब नियंत्रणात ठेवणे यांसारख्या कार्यात पोटॅशियम महत्त्वाची भूमिका बजावते.
- पोटॅशियमच्या कमतरतेमुळे स्नायूंचा अशक्तपणा, थकवा, हृदयाचे ठोके अनियमित होणे, रक्तदाब वाढणे असे परिणाम होतात.
- केळी, संत्री, बटाटे, टोमॅटो, पालक, दही, सुका मेवा, बिया आणि बीन्स यातून पोटॅशियम मिळते.

कॅल्शियम (Ca)

- मजबूत हाडे व दातांसाठी कॅल्शियम आवश्यक. स्नायूंचे कार्य, मज्जातंतूंचे संदेशवहन, रक्त गोठण्याची क्रिया यांसाठीदेखील कॅल्शियम आवश्यक.
- कमतरतेमुळे हाडे कमकुवत आणि ठिसूळ होतात. हाड लवकर मोडण्याची भीती, ऑस्टिओपोरोसिससारख्या व दातांच्या समस्या उद्‌भवू शकतात.
- दूध, दही, चीज यांसारखे दुग्धजन्य पदार्थ; पालक, अळू यांसारख्या हिरव्या पालेभाज्या; बदाम, तीळ यातून कॅल्शियम मिळते.

झिंक (Zn)

- प्रतिकारशक्ती, जखम भरून येणे, डीएनए संश्लेषण; तसेच गर्भावस्था, बाल्यावस्था व पौगंडावस्थेतील वाढ आणि विकास यासाठी झिंक आवश्यक.
- झिंकच्या कमतरतेमुळे प्रतिकारशक्ती कमजोर होणे, जखम उशिरा भरणे, केस गळणे, आणि लहान मुलांची वाढ खुंटणे असे परिणाम दिसून येतात.
- चणे-मसूरसारखी कडधान्ये, सुका मेवा व काजू-भोपळ्याच्या बियांसारख्या बिया, पूर्ण धान्ये, दुग्धजन्य पदार्थ आणि कोळंबी, शिंपले यातून झिंक मिळते.

मॅग्नेशियम (Mg)

- शरीरातील ऊर्जानिर्मिती, स्नायूंचे कार्य, मज्जातंतू संक्रमण यांसारख्या तीनशेहून अधिक रासायनिक प्रक्रियांसाठी मॅग्नेशियमची गरज असते.
- मॅग्नेशियमच्या कमतरतेमुळे थकवा येणे, स्नायूंमध्ये पेटके येणे, हाडे कमकुवत होणे, हृदयाचे ठोके अनियमित होणे असे दोष उद्‌भवतात.
- पालेभाज्या (पालक, अळू), सुकामेवा व बिया (बदाम, सूर्यफुलाचे बी), संपूर्ण धान्ये (भरडधान्ये, हातसडीचा तांदूळ), कडधान्ये (काळी चवळी, मसूर इत्यादी) आणि डार्क चॉकलेट या अन्नस्रोतांमधून मॅग्नेशियम मिळते.

आयोडीन (I)

- थायरॉईड हार्मोन्सच्या निर्मितीसाठी आयोडीनची आवश्यक आहे. यामुळे चयापचय क्रिया नियंत्रणात राहून वाढ व विकास होतो.
- आयोडीनची कमतरता थायरॉईडच्या कार्यात अडथळा निर्माण करते. यामुळे गॉयटर (गलगंड) आणि हायपोथायरॉइडिझम होतो, ज्यामुळे थकवा येणे, वजन वाढणे आणि मानसिक दोष या समस्या येतात.
- मासे, कोळंबी, समुद्री शैवाल, दुग्धजन्य पदार्थ यांतून आयोडीन मिळते.

कोणत्या मिठाला जागावे!

भारतात पिंक सॉल्ट (हिमालयीन मीठ), रॉक सॉल्ट (सैंधव) आणि ब्लॅक सॉल्ट (काळे मीठ) यांचा वापर पारंपरिक पद्धतीने केला जातो. ही मिठं केवळ अन्नाची चव वाढवण्यासाठी वापरली जात नसून, आरोग्यासाठीदेखील फायदेशीर असतात.

या मिठांमध्ये लोह, कॅल्शियम, पोटॅशियम, मॅग्नेशियम यांसारखी उपयुक्त खनिजे असतात. यांमुळे शरीरातील इलेक्ट्रोलाइट्स संतुलित राहतात, पचन सुधारते, ॲसिडिटी, गॅस अशा त्रासांपासून आराम मिळतो. पिंक सॉल्ट शरीरात क्षार-आम्ल संतुलन ठेवण्यासाठी मदत करते; तर उपवासात पचन सुधारण्यासाठी सैंधव मीठ वापरले जाते. काळे मीठ विशेषतः त्याच्या पाचक गुणधर्मांसाठी ओळखले जाते.

आहारात कॅल्शियम, लोह, झिंक, मॅग्नेशियम, पोटॅशियम व आयोडीनयुक्त पदार्थांचा समावेश करून खनिजांच्या कमतरतेचा धोका कमी करू शकतो.

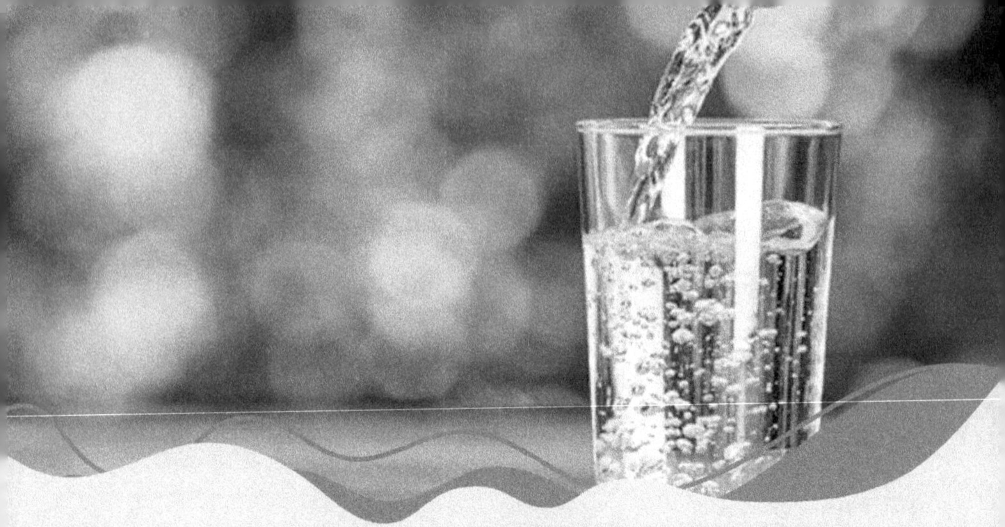

१.७

निरोगी शरीरासाठी पुरेसे पाणी आवश्यकच!

'पाणी म्हणजे जीवन' असे उगाचच म्हटलेले नाही. शरीरातील दोन-तृतीयांश भाग हा पाणी किंवा इतर द्रव पदार्थांनी बनलेला आहे. 'शरीराची जीवनरेखा' म्हटल्या जाणाऱ्या रक्तामध्ये एकूण ८३ टक्के पाण्याचा समावेश असतो. पाणी पिण्याचे प्रमाण कमी झाले तर शरीरातील टाकाऊ पदार्थ साचून त्वचा कोरडी होणे, अपचन, बद्धकोष्ठता, डोकेदुखी असे त्रास सहन करावे लागतात.

डोळे, तोंड, सांधे अशा अवयवांना पाण्याचा पुरेसा पुरवठा आवश्यक असतो. पाण्याच्या अभावामुळे पचनसंस्थेवर विपरीत परिणाम होतो. तोंडातील लाळ पचनाला मदत करते. तोंड आतून कोरडे असल्यास अन्न चावण्यास तसेच गिळण्यास त्रास होतो. परिणामी, अपचन, ॲसिडीटी होण्याची शक्यता वाढते.

डोळ्यातील धूळ आणि कचरा काढण्यासाठी आपल्या डोळ्यांनाही पाण्याची गरज असते. यामुळे डोळे ओलसर आणि चमकदार दिसतात. हाडांची काळजी, कॅल्शिअम व व्हिटॅमिन डी यांच्या बरोबरीने पाणी हे आपली हाडे मजबूत आणि आरोग्यदायी ठेवण्याचे काम करते. दोन हाडांमध्ये किंवा सांध्यांमध्ये असलेल्या

वंगणरूपी द्रावाचा मोठा भाग पाण्याचा असतो. दोन हाडांमध्ये असलेल्या या स्नायुबंधाचे काम नीट चालण्यासाठी त्यांना नियमित पाण्याची आवश्यकता असते.

पाण्याचे इतके महत्त्व असूनही आपल्याला पाणी पिण्याची योग्य पद्धत माहीत नाही. योग्य प्रमाणात आणि योग्य पद्धतीने पाणी न पिल्यामुळे आपण अनेकदा आजारांना बळी पडतो. यासाठी आधी आपण 'पाणी कसे प्यावे' हे पाहू.

पाणी जेवताना नको; जेवणानंतर प्या!

आपण जेवताना फक्त खाण्याची क्रिया केली पाहिजे. जेवताना पाणी प्यायल्याने शरीरातील पाचक अग्नी विझतात. परिणामी, आपण खाल्लेल्या अन्नाचे योग्य रीतीने पचन होत नाही. म्हणून, जेवणानंतर अर्ध्या तासाने पाणी पिणे चांगले असते.

- ज्याप्रमाणे 'भूक लागल्यानंतरच काहीतरी खा' असा आपल्याला सल्ला देतो, त्याचप्रमाणे तहान लागल्यानंतरच पाणी प्यावे. गरजेपेक्षा जास्त पाणी इलेक्ट्रोलाइट संतुलन बिघडवते; रक्तातील सोडियम कमी होते.
- उन्हातून आल्या-आल्या पाणी प्यायल्यास रक्तवाहिन्या आकुंचन पावून पचनसंस्थेवर दुष्परिणाम होतो. पचनक्रियेवर मर्यादा येतात; परिणामी पोषकतत्त्वे शोषणे कठीण होते. थंडगार पाणी प्यायल्याने पचनक्रियेदरम्यान पोषकतत्त्वे शोषण्याच्या नैसर्गिक प्रक्रियेवर परिणाम होतो.
- उभे राहून पाणी पिण्याचा शरीराला फायदा होत नाही. दाबामुळे पाणी पोटाच्या खालच्या भागात घसरते, ज्याचा जवळच्या भागांवर परिमाण होतो. कालांतराने, ते पचनाचे तंत्र बिघडवू शकते. शिवाय, पाण्याची अशुद्धता मूत्राशयात स्थिर होते; ज्यामुळे मूत्रपिंड खराब होऊ शकतात.

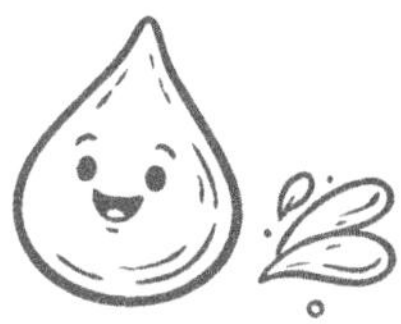

- म्हणूनच कितीही घाईगडबडीत, प्रवासात असला, तरीही पाणी शक्यतो बसूनच प्यायला हवे.
- एकाच वेळी भरपूर पाणी पिण्यापेक्षा, ठरावीक अंतराने थोडेथोडे पिणे चांगले! यामुळे वारंवार वारंवार लघवी होण्याची समस्या कमी होते.
- आपल्या शरीरात पुरेसे पाणी आहे की नाही, हे तपासण्याचा एक चांगला मार्ग म्हणजे, लघवीचा रंग तपासणे. तो काहीसा पिवळसर (लिंबाच्या रंगाचा) असावा.

थोडक्यात, पाणी पिण्याचे तंत्र आणि मंत्र समजून घ्यायला हवे. योग्य प्रमाणात प्यायलेले पाणी हे आरोग्य टिकवून ठेवण्यात कायम मदतच करते.

तहान लागल्यावर पटकन दिसेल तिथले पाणी आपण पितो, ज्यामुळे पोटाच्या समस्या उद्भवतात. हे टाळण्यासाठी पाणी स्वच्छ असल्याची खात्री करा.

प्लास्टिक बाटलीतून पाणी पिणे कितपत सुरक्षित आहे?

आयएसओ मार्क असलेली पॅकबंद बाटली म्हणजे एकदम सुरक्षित पाणी, असे आपल्याला वाटते. पण हे पाणी खरंच सुरक्षित आहे का? पाणी असेलही चांगले; पण आपण ते कशातून घेत आहोत, हेही महत्त्वाचे आहे.

आपल्याकडे पूर्वापार पाणी साठवण्यासाठी विशिष्ट भांडी असतात. मातीचे रांजण, माठ किंवा तांब्याची कळशी यात पाणी साठवले जात असे आणि प्यायले जात असे. परंतु सध्या प्लास्टिकचा वापर प्रचंड वाढला आहे.

प्लास्टिक हे एक पॉलिमर आहे. कार्बन, हायड्रोजन, ऑक्सिजन आणि क्लोराइड यांपासून प्लास्टिक बनलेले असते. त्याशिवाय प्लास्टिकमध्ये बीपी नावाचे एक केमिकल आढळते, जे आपल्या शरीरासाठी अतिशय घातक असते. केमिकल आणि पॉलिमर यामध्ये आढळणारे घटक आपल्या शरीरात गेले तर आपल्याला अनेक आजार होऊ शकतात.

तुम्ही अजूनही पाणी पिण्यासाठी प्लास्टिकच्या बाटल्या वापरत असाल, तर त्या बदलण्याची वेळ आता आली आहे.

प्लास्टिकच्या बाटलीतून पाणी प्यायल्याने काय होऊ शकते?

१. प्लास्टिकच्या पाण्याच्या बाटल्यांमध्ये आढळणारे ओबेसोजेन्स ॲडिपोजेनेसिसला प्रोत्साहन देतात. म्हणजेच, शरीरात चरबी जमा होते, ज्यामुळे अतिरिक्त वजन वाढते. ही रसायने तुमची चयापचय क्रिया विस्कळीत करतात आणि शरीरातील इस्ट्रोजेन रिसेप्टर्सला जोडली जातात, ज्यामुळे ते आवश्यकतेपेक्षा जास्त चरबी साठवतात.
२. प्लास्टिकच्या बाटल्यांमागील माहिती काळजीपूर्वक वाचणे गरजेचे आहे. त्यात म्हटलेले असते की, पाण्याने भरलेली प्लास्टिकची बाटली सूर्यप्रकाशात ठेवली तर त्यामध्ये डायऑक्सिन, बीपीए (बिस्फेनॉल ए) व ॲंटिमोनी

यांसारखे विषारी पदार्थ तयार होतात. हे सर्व आपल्या आरोग्यासाठी खूप घातक आहेत, कारण या विषारी रसायनांचा आपल्या शरीरातील हार्मोनच्या पातळीवर परिणाम होतो. त्याचप्रमाणे या रसायनांचे परिणाम म्हणून यकृताचा - स्तनाचा कर्करोग होऊ शकतो, रोगप्रतिकारक शक्ती कमी होते, तसेच शुक्राणूंची संख्यादेखील कमी करते.

३. प्लास्टिकच्या बाटल्यांमागे दिलेली आणखी एक सूचना म्हणजे एक्सपायरी डेट! त्यात दिलेल्या एक्सपायरी डेटनंतर प्लास्टिकच्या बाटलीचे विघटन सुरू होते आणि मायक्रोप्लास्टिक्स तयार होत जाते. अशा बाटलीमध्ये तुम्ही परत पाणी भरून प्यायलात तर त्यातील मायक्रोप्लास्टिक्स तुमच्या शरीरात प्रवेशतात आणि रक्तात पोहोचतात. आकाराने निरूपद्रवी वाटणारे हे मायक्रोप्लास्टिक मानवी पेशींचे नुकसान करत असल्याचे दिसून आले आहे. ते गर्भवती मातांकडून त्यांच्या अर्भकांपर्यंतदेखील पोहोचू शकतात.

प्लास्टिकच्या बाटलीला पर्याय काय?

मातीची भांडी : प्लास्टिकच्या कोणत्याही कंटेनरमधल्या पाण्यापेक्षा माठातले पाणी केव्हाही उत्तमच असते. मातीच्या भांड्यातले पाणी प्यायल्याने शरीरातील विषारी पदार्थ बाहेर पडायला मदत होते आणि पचनक्रिया सुधारते.

तांब्याची (कॉपर) बाटली : पचन सुधारणे, रक्तदाब नियंत्रणात राहणे, जंतुसंसर्गापासून बचाव करणे असे अनेक फायदे तांब्याच्या बाटलीतील पाणी पिल्याने होतात. प्लास्टिकपेक्षा केव्हाही उत्तम!

स्टीलची बाटली : या बाटल्यात पाणी किंवा कोणतेही लिक्विड टाकल्यास त्याचा वास किंवा मेटलची टेस्ट येत नाही. त्यात पाणी बराच काळ थंड राहते.

काचेची बाटली : प्लास्टिकला उत्तम पर्याय आहे. काचेच्या बाटलीत पाणी किंवा कोणत्याही लिक्विडची मूळ चव जशीच्या तशी राहते.

सिरॅमिक बाटली किंवा कप : काचेप्रमाणेच सिरॅमिक बाटलीदेखील उत्तम! तथापि, त्याही फुटण्याची भीती असल्याने रोजच्या वापरासाठी थोड्या गैरसोयीच्या ठरतात.

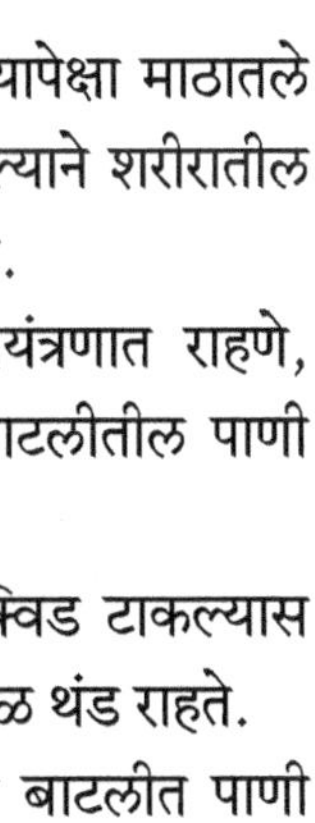

तथापि, घरात किंवा ऑफिसमध्ये तुम्ही काचेची किंवा सिरॅमिकची बाटली वापरू शकता.

गरम पाणी पिणे यासाठी उपयुक्त!

काही जण दररोज सकाळी उठल्यानंतर किंवा रात्री झोपण्यापूर्वी कोमट पाणी पितात. असे कोमट पाणी घ्यावे का, असे प्रश्न नेहमी विचारले जातात.

मुळात आपण पाणी पिण्याकडे दुर्लक्ष करतो. दररोज सात ते आठ ग्लास पाणी प्यायला हवे. जर आपण कोमट पाणी प्यायले तर ते आणखी फायदेशीर ठरते.

१. पचनक्रिया निरोगी ठेवण्यासाठी गरम पाणी उपयुक्त आहे. गरम पाणी अन्न पचनास तसेच पचनसंस्था सक्रिय ठेवण्यास मदत करते. यामुळे पचनसंस्था हायड्रेटेड राहते आणि विषारी पदार्थ बाहेर पडतात.
२. विविध अभ्यासांनुसार, पाण्याचे सेवन वाढवल्याने वजन कमी होण्यास मदत होते. पाण्यामुळे आपले शरीर अधिकाधिक पोषक द्रव्ये शोषून घेण्यास आणि विषारी पदार्थ बाहेर काढण्यास सक्षम होते. यामुळे चयापचय सुधारते.
३. गरम पाणी प्यायल्याने तणाव आणि चिंता व्यवस्थापित करण्यातदेखील मदत होते. सेंट्रल नर्व्हस सिस्टीम सुधारते आणि तुमचा ताण कमी होतो.
४. रात्री झोपण्यापूर्वी गरम पाणी प्यायल्यास झोपेची गुणवत्ता सुधारते आणि चांगली झोप लागते. जर तणाव जाणवत असेल किंवा झोपेची समस्या असेल तर गरम पाणी पिणे फायद्याचे ठरते.
५. गरम पाणी शरीराला डिटॉक्स करण्यास मदत करते. थोड्या-थोड्या वेळाने गरम पाणी प्यायल्याने शरीराचे तापमान वाढते. शरीराची अंतःस्रावी प्रणाली सक्रिय होते. घामाद्वारे शरीरातून विषारी पदार्थ बाहेर पडतात.
६. गरम पाणी प्यायल्याने सर्दीमध्ये आराम मिळतो आणि रक्ताभिसरण व्यवस्थित होते, बद्धकोष्ठतेचा त्रास होत नाही आणि भूकही स्पष्टपणे जाणवते. छातीत जडपणा आणि कोलेस्ट्रॉलच्या समस्या यांपासूनही आराम मिळतो.

मात्र, कोणत्याही गोष्टीचा अतिरेक नको! आपल्या शरीराला सोसवेल अशाच गोष्टी कराव्यात. कोणतेही आजार असतील तर तुमच्या डॉक्टरांचा सल्ला अवश्य घ्या.

विभाग दुसरा

अवयवांना बळकट ठेवणारा आहार

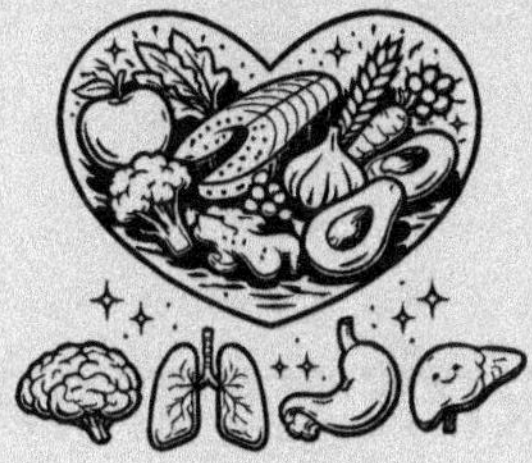

शरीराच्या प्रत्येक अवयवाला निरोगी ठेवण्यासाठी आपल्या आहारात सर्व आवश्यक अन्नघटकांचा समावेश करा आणि आरोग्यासाठी हानिकारक असलेल्या पदार्थांचे सेवन मर्यादित करा.

निरोगी आहारात फळे, भाज्या, संपूर्ण धान्य, दुग्धजन्य पदार्थ आणि प्रथिने (मांस, मासे, शेंगा, सुका मेवा) यांचा समावेश असतो.

त्वचा, डोळे, हृदय, यकृत, पोट, मेंदू यांसारख्या प्रत्येक महत्त्वाच्या अवयवांसाठी आहारात काही विशिष्ट घटकांचा समावेश करणे आवश्यक आहे. म्हणूनच, आपल्या शरीरातील सर्व अवयव निरोगी ठेवण्यासाठी काय करावे, हे आपण सविस्तरपणे पाहू.

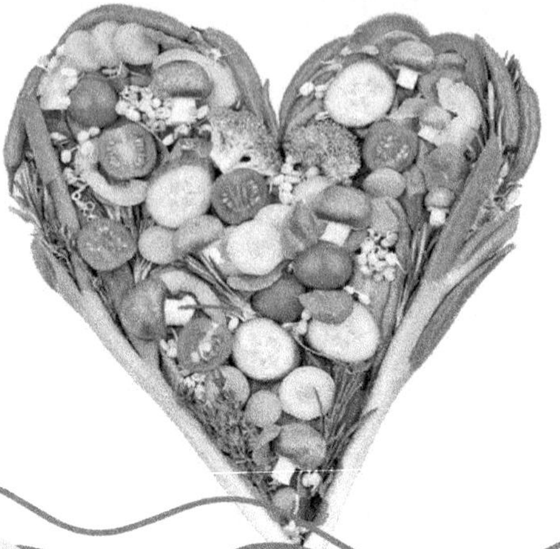

२.१

निरोगी हृदयासाठी

शरीरातील सर्वांत महत्त्वाचा अवयव म्हणजे हृदय. कोणत्याही गोष्टीचे महत्त्व अधोरेखित करण्यासाठी आपण सहजपणे सांगतो की, 'मी ही गोष्ट हृदयापासून करतोय. मला ते हृदयापासून आवडतात.' यातूनच आपल्या शरीररचनेत हृदयाचे किती महत्त्व आहे, हे समजते. म्हणूनच, या अत्यंत महत्त्वाच्या अवयवाला जपण्यासाठी त्याची तेवढीच काळजी घेणे आवश्यक आहे.

सध्या हृदयरोगाचे प्रमाण वाढले आहे. तरुणांमध्येही हा आजार मोठ्या प्रमाणात दिसत असून, 'हार्टअटॅक आला' हा शब्द आता सहजपणे ऐकायला मिळतो. २९ सप्टेंबर हा दिवस 'जागतिक हृदय दिन' म्हणून साजरा केला जातो.

वाढलेले वजन, उच्च रक्तदाब, मधुमेह किंवा वाढलेली अतिरिक्त चरबी याचा थेट परिणाम तुमच्या हृदयाच्या आरोग्यावर होतो. बऱ्याचदा हृदयरोगाची सुरुवात ही लठ्ठपणाने होते. वजनामुळे येणारे नैराश्य हृदयाचे आरोग्य आणखी बिघडवते. हळूहळू रोगप्रतिकारक शक्ती कमी होत जाते; आणि हे सगळे घडत असताना पोषणमूल्यांचादेखील ऱ्हास होऊ लागतो. म्हणूनच, हृदयाचे आरोग्य जपण्यासाठी संतुलित आहार हा एक महत्त्वाचा घटक मानला जातो. तुम्ही त्याकडे अधिक लक्ष दिले तर तुम्ही हृदयरोगाचा धोका टाळू शकता.

संतुलित आहार घेणे म्हणजे काय? तर...

१. आहारात ताज्या भाज्या, फळे आणि प्रथिने यांचा समावेश करा.

२. मोनोसॅच्युरेटेड फॅट्स आणि ओमेगा-3 फॅटी ॲसिड हृदयासाठी खूप चांगले मानले जातात. अवोकॅडो, ऑलिव्ह ऑइल आणि बदाम यांसारखे मोनोसॅच्युरेटेड फॅट्स खा. या सर्व पदार्थांचे सेवन केल्याने वाईट कोलेस्ट्रॉल कमी होते आणि चांगले कोलेस्ट्रॉल वाढते. यामुळे हृदय निरोगी राहते.

३. पूर्ण धान्य, फळे आणि भाज्यांमध्ये फायबर भरपूर प्रमाणात असते. ब्राऊन राइस आणि क्विनोआ यासारखी संपूर्ण धान्ये शरीरातील रक्तातील साखरेची पातळी आणि कोलेस्ट्रॉल नियंत्रित करतात. फळे-भाज्यांमध्ये जीवनसत्त्वे, खनिजे आणि ॲंटिऑक्सिडंट्सदेखील असतात, जे आपले हृदय निरोगी ठेवतात. ब्रोकोली, गाजर आणि पालेभाज्या हृदयासाठी चांगल्या असतात.

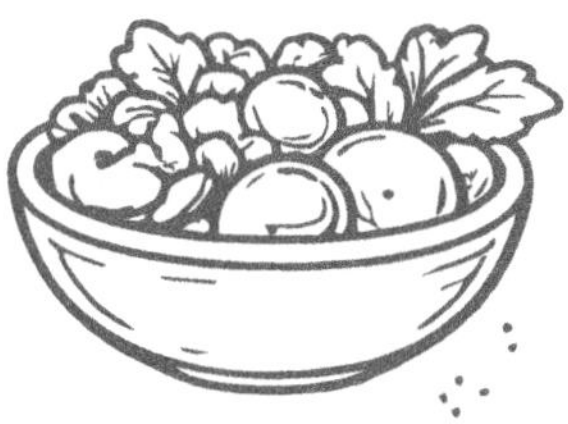

४. कॅल्शियम, प्रथिने आणि जीवनसत्त्वे असलेले दुग्धजन्य पदार्थ हृदयविकार टाळण्यास मदत करतात. कमी चरबीयुक्त पदार्थ जास्त चरबीयुक्त पदार्थांपेक्षा चांगले असतात. यापैकी फॅट फ्री दही, चीज आणि दूध यांचे डॉक्टरांच्या सल्ल्याने सेवन करावे.

या गोष्टी टाळाव्यात...

तुमच्या आहारातील मिठाच्या प्रमाणावर नियंत्रण ठेवा. जास्त सोडियमयुक्त आहारामुळे रक्तदाब वाढतो, ज्यामुळे हृदयावर अतिरिक्त ताण येतो. हार्ट फेल्युअर असलेल्या लोकांनी सोडियमचे प्रमाण कमी असलेला आहार घ्यावा. हृदयविकार असलेल्या लोकांसाठी सोडियमचे सेवन दररोज २ हजार मिलीग्रॅमपेक्षा कमी असावे.

आहारातील सोडियमचा वापर मर्यादित करण्यासाठी...

१. हवाबंद डब्यातील आणि प्रक्रिया केलेले पदार्थ : फ्रोजन फूड, मटण, हवाबंद डब्यातील सूप, रेडी-टु-कुक पास्ता, सॅलड ड्रेसिंग, तयार मसाले यांचे सेवन मर्यादित करा.

२. प्रक्रिया केलेले पदार्थ खरेदी करताना, पोषण लेबल्स वाचून खात्री करा. शक्य असल्यास कमी सोडियम असलेल्या खाद्यपदार्थांची निवड करा.
३. स्वयंपाक करताना मिठाचे प्रमाण मर्यादित ठेवा. चवीसाठी लिंबाचा रस, मसाले, औषधी वनस्पती, आणि कमी सोडियम असलेले इतर घटक वापरा.
४. आहारात पौष्टिक पदार्थांचा समावेश करा. आहार फायबर, जीवनसत्त्वे आणि खनिजे, आणि शरीराला आवश्यक इतर पोषक तत्त्वांनी समृद्ध असावा.
५. जास्त कॅलरीज आणि कमी पोषणमूल्ये असलेल्या पदार्थांचे सेवन मर्यादित करणे योग्य ठरेल. मटण, मिठाई आणि ट्रान्स-फॅट, सॅच्युरेटेड फॅट, सोडियम, रिफाइंड साखरेचे प्रमाण जास्त असलेल्या पदार्थांचे सेवन टाळा.
६. मर्यादेपेक्षा जास्त द्रव पदार्थांचे सेवन टाळा. हार्ट फेल्युअर असलेल्या लोकांमध्ये, जास्त प्रमाणात द्रव पदार्थांचे सेवन हे रक्तदाब वाढीचे कारण ठरू शकते आणि त्यामुळे हृदयावर ताण येऊ शकतो. दररोज किती पाणी प्यावे याबद्दल सल्ला तुमच्या डॉक्टरांचा सल्ला घ्या. लघवीचे प्रमाण वाढवणारा पदार्थ किंवा औषधे, जी शरीराला अतिरिक्त द्रव काढून टाकण्यास मदत करतात, त्यांचा वापर हृदयरोगतज्ज्ञांच्या सल्ल्यानेच करा.
७. मद्यपान टाळा. मद्यपान टाळल्याने हृदयाचे आणि रक्तवाहिन्यांचे संरक्षण होण्यास मदत होईल. अति मद्यपानाने स्ट्रोक किंवा हृदयविकाराचा झटका तसेच इतर आजारांचा धोका वाढू शकतो.
८. वजन कमी करा. तुमच्या हृदयावरील ताण कमी करण्यासाठी तुम्हांला वजन कमी करावे लागेल. यासाठी तुमच्या आहारात नेहमीपेक्षा कमी कॅलरीजचे सेवन आवश्यक आहे. म्हणून, कॅलरीजचे प्रमाण कमी करा आणि पोषक तत्त्वांनी युक्त पदार्थांचे सेवन करा. हृदयविकाराच्या उपचारांसाठी पौष्टिक आहार घेतल्याने शारीरिक आणि मानसिक आरोग्य सुधारण्यास मदत होईल.
९. नियमित व्यायाम करा. हृदय निरोगी ठेवण्यासाठी चालणे, पोहणे, योगासने यांसारखे व्यायाम आवश्यक आहेत.

चला तर मग, संतुलित आहार घेऊन आणि नियमित व्यायाम करून आपले हृदय निरोगी ठेवा.

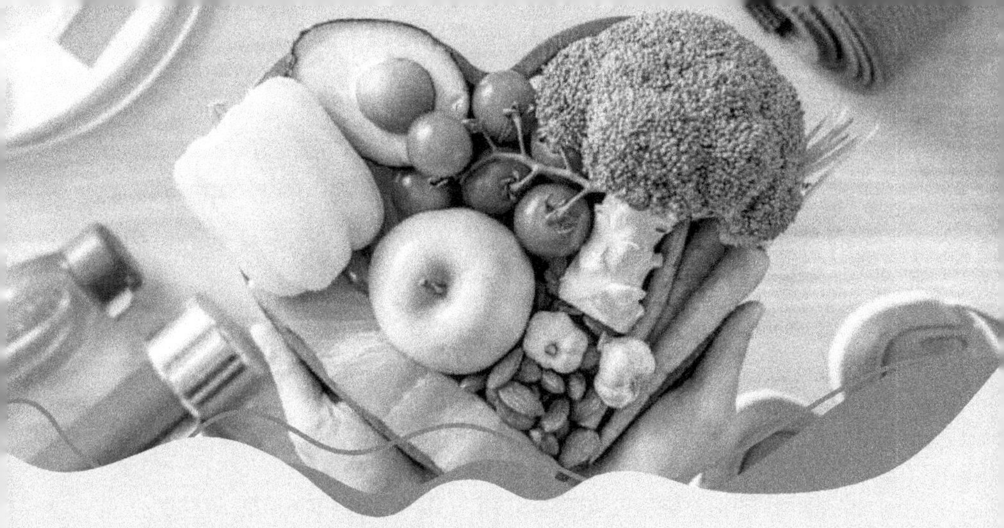

२.२

हृदयासाठीचा मूलमंत्र!

एका बड्या आयटी कंपनीत काम करणाऱ्या राजीवचे वयाच्या २८व्या वर्षी हृदयविकाराच्या झटक्याने निधन होते. नुकतेच करिअर सुरू केलेल्या राजीवचा असा मृत्यू सर्वांनाच धक्का देणारा ठरतो. परंतु, आजकाल लहान वयात हृदयविकाराचा झटका आल्याची अनेक उदाहरणे आसपास घडताना दिसत आहेत. हे टाळणे आपल्याला सहज शक्य आहे. गरज आहे ती थोडीशी काळजी घेण्याची, स्वतःबद्दल जागरूक राहण्याची, आणि शरीरात होणारे बदल वेळीच टिपण्याची!

भारतीय अन्नघटक इतके समृद्ध आहेत, की आपल्याला आपल्या शरीराच्या प्रत्येक अवयवाला आवश्यक असणारी पोषणमूल्य अगदी सहज आणि नैसर्गिकपणे मिळत असतात. फक्त त्यासाठी आपण नेमके काय खातो, किती खातो, आणि कशासाठी खातो याबद्दल जागरूक राहणे आणि त्याचे योग्य ज्ञान असणे आवश्यक आहे. जर हे 'आहारभान' आपल्याकडे असेल तर आपल्याला निरोगी आयुष्य जगण्यापासून कोणीही रोखू शकत नाही!

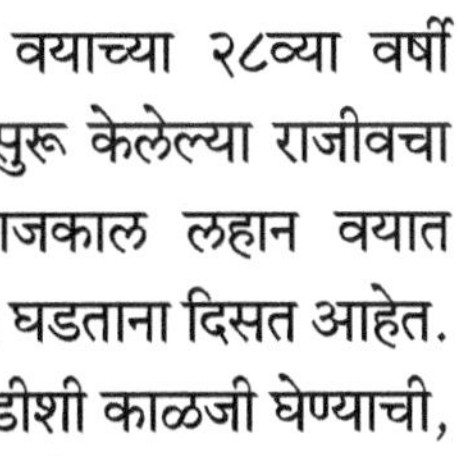

हृदय निरोगी ठेवण्यासाठी आहारात काय समाविष्ट करावे, याबद्दल आपण थोडेसे जाणून घेणार आहोत.

आपल्या आहारातून मिळणारी सूक्ष्म पोषकद्रव्ये हृदयाचे आरोग्य राखण्यात महत्त्वाची भूमिका बजावतात. भारतातील वेगवेगळ्या भागांत तयार होणाऱ्या अन्नपदार्थांमध्ये धान्य, भाज्या आणि मसाले यांचा वापर केलेला असतो. यातून हृदयाला पोषक ठरणारे घटक मिळतात.

अशा सूक्ष्म घटकांनाच 'मायक्रोन्यूट्रिअन्ट्स' असे म्हणतात. ते आपल्या शरीराला प्रथिने किंवा इतर घटकांचा पुरवठा करत नाहीत. मात्र, ते हृदयाचे आरोग्य नीट राखण्याचे काम करतात. ते पचनाच्या क्रियेतही मदत करतात, म्हणून त्यांचा आहारात समावेश करणे आवश्यक आहे.

आता सूक्ष्म पोषणमूल्ये कोणती आणि ती कशातून मिळतात, ते पाहू :

१. **व्हिटॅमिन सी :** लिंबू, संत्री, मोसंबी यांसारख्या आंबट चवीच्या फळांमध्ये व्हिटॅमिन सीचे प्रमाण जास्त असते. व्हिटॅमिन सी अँटीऑक्सिडंट म्हणून काम करते. ते हृदयासाठी हानिकारक घटक नष्ट करण्याचे काम करते. ते रक्तवाहिन्यांमधील रक्तपुरवठा नियमित राखण्यासदेखील मदत करते.
२. **व्हिटॅमिन ई :** दाणे, बिया आणि पालेभाज्यांमध्ये व्हिटॅमिन ईचे प्रमाण जास्त असते. व्हिटॅमिन सीसारखेच याचे कार्य आहे. यामुळे हृदयविकाराचा झटका येण्याचा धोका कमी होण्यास मदत होते.
३. **व्हिटॅमिन बी :** व्हिटॅमिन बी 6, बी 9 आणि बी 12 हे हृदयाच्या आरोग्यासाठी पोषक आहेत. रक्तातील अमिनो ॲसिडची पातळी संतुलित राखण्यात व्हिटॅमिन बीची मदत होते. यामुळे हृदयविकाराचा धोका टळतो. ऊर्जानिर्मितीतही ते मदत करते.
४. **पोटॅशियम :** हृदयाच्या ठोक्यांची गती संतुलित ठेवण्यास पोटॅशिअम मदत करते. शरीरातील द्रवपदार्थांची पातळी संतुलित राखण्यासाठी, मज्जातंतूची यंत्रणा कार्यक्षम राहण्यासाठी पोटॅशिअम गरजेचे असते. मिठाचा शरीरावर होणारा दुष्परिणाम पोटॅशियम रोखते; त्यामुळे रक्तदाब नियंत्रणात राहतो. केळी, संत्री आणि बटाटे यांमध्ये मोठ्या प्रमाणात पोटॅशियम असते.
५. **कॅल्शियम :** हाडांच्या तंदुरुस्तीबरोबरच हृदयासाठीदेखील कॅल्शियम आवश्यक आहे. दूध आणि दुग्धजन्य पदार्थांमध्ये मोठ्या प्रमाणात कॅल्शियम

असते. हृदयाचे आकुंचन आणि प्रसरण कार्य व्यवस्थितपणे पार पाडण्यात कॅल्शियमची मदत होते.

६. **मॅग्नेशियम आणि झिंक :** मॅग्नेशियम आणि झिंक ही दोन्ही खनिजे हृदयासाठी चांगली आहेत. पालेभाज्या, धान्य आणि दाण्यांमध्ये मोठ्या प्रमाणात मॅग्नेशियम असते; तर झिंक हे मांस, धान्य आणि दाण्यांमध्ये आढळते. मॅग्नेशियमच्या किंवा झिंकच्या कमतरतेमुळे हृदयविकाराचा धोका वाढतो. या खनिजांचे सेवन हृदयाच्या आरोग्यासाठी तसेच नसा आणि स्नायूंसाठी फायदेशीर आहे.

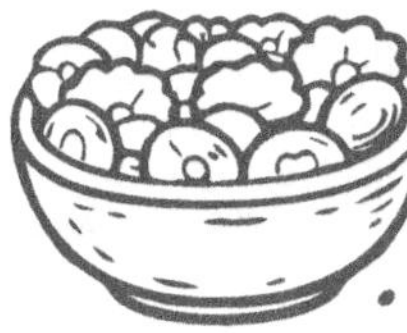

७. **हळद :** रंगीबेरंगी भाज्या, फळे आणि मसाल्यांनी परिपूर्ण असलेल्या भारतीय आहारात अनेक आरोग्यदायी घटक आहेत. उदाहरणार्थ, हळद आपल्याकडे नियमितपणे वापरली जाते. ती तिच्या दाहविरोधी गुणधर्मासाठी प्रसिद्ध आहे आणि हृदयासाठीदेखील उपयुक्त आहे.

८. **लसूण :** अनेक भारतीय पदार्थांमध्ये लसूण आणि आल्याचा समावेश केलेला आढळतो. यामुळे रक्तदाब आणि कोलेस्ट्रॉल नियंत्रित करण्यास मदत होते. दैनंदिन आहारातील हे घटक केवळ अन्नाला चवदार बनवत नाहीत, तर हृदयाच्या आरोग्यासाठीदेखील महत्त्वपूर्ण ठरतात.

सूक्ष्म पोषकद्रव्ये हृदयाला निरोगी ठेवण्यात मोठी भूमिका बजावतात. आधुनिक जीवनशैलीचा विचार करता पारंपरिक आहाराचे महत्त्व समजून घेऊन तो नियमित घेतल्यास हृदयाचे विकार होण्याचा धोका टाळता येऊ शकतो. जे आपल्या भागात पिकते आणि आपले वंशज वर्षानुवर्षे खात असलेले अन्न त्याच्या शुद्ध स्वरूपात खाल्ले तर आपण आजारांपासून वाचू शकतो. म्हणूनच, संतुलित आहार समजून घेऊन त्याचे सेवन करणे हाच आरोग्याचा मूलमंत्र आहे!

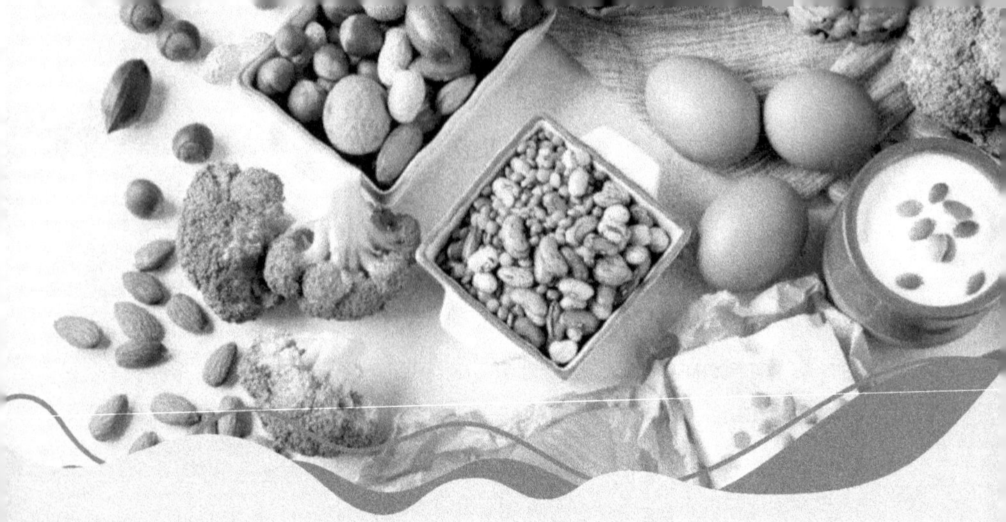

२.३

मी कशाला आरशात पाहू ग...!

चांगलं दिसणं कोणाला आवडत नाही! त्यासाठी आपली त्वचा नितळ, उजळ राहावी यासाठी आपण खूप काळजी घेत असतो. आपला रंग, चेहऱ्यावरील तजेला टिकवण्यासाठी अनेक कंपन्या आपल्यासमोर विविध उत्पादने घेऊन उभ्या असतात. अनेक हिरो-हिरोईन त्यांच्या त्वचेचे रहस्य एखादं क्रीम असल्याचे सांगतात. मग काय! आपण चाहतेही डोळे झाकून ते खरेदी करतो.

त्यातून संबंधित कंपनी भरपूर पैसा कमावते; पण आपल्या त्वचेत काडीचाही फरक पडत नाही! उलट, ती आणखी खराब होते. लक्षात घ्या की, बाह्य सौंदर्यापेक्षा शरिरांतर्गत सौंदर्य कधीही टिकाऊ आणि सुरक्षित असते. ते कसं काय?... सांगते!

आपली त्वचा केवळ बाहेरून क्रीम, लेप, पावडर, महागडे ऑइल लावून सुधारत नाही; तर त्यासाठी आपला आहारही चौरस, शरीराला मानवणारा आणि अंतर्बाह्य ऊर्जा देणारा हवा. त्वचेचे सौंदर्य आणि तेज हे आपल्या आहारावर बरेच अवलंबून आहे. त्यासाठी 'काय खावे आणि काय खाऊ नये' याचे ज्ञान आवश्यक आहे.

आहारात 'ब', 'अ', 'क', 'ई' अशी जीवनसत्त्वे उजळ आणि नितळ त्वचेसाठी महत्त्वाची आहेत. यांच्या कमतरतेमुळे त्वचा निस्तेज होऊन काळवंडते.

वजन आणि उंचीचे विशिष्ट प्रमाण असते, ज्याला बीएमआय असे म्हणतात. उंचीपेक्षा वजन जास्त असले तरी चेहरा आणि विशेषत: मान काळवंडते. मानेवर त्वचेचा एक जाडसर, वेलवेटसारखा थर जमा होऊ लागतो. त्वचा आपल्याला सांगते की, त्या व्यक्तीचे गणित कुठेतरी चुकते आहे. वेळीच सावध व्हा!

अशा वेळी महागड्या क्रीम्स वापरून काही उपयोग नाही, तर डॉक्टरांचा सल्ला घ्यायला हवा. आपल्या आहारात आणि जीवनशैलीत बदल करायला हवा.

काही दिवसांतच गोरे होण्याची भुरळ घातली जाते. या क्रीम्समध्ये स्टेरॉईड नावाचा घटक असतो. त्यामुळे त्वचेवर आणि शरीरावरही बरेच दुष्परिणाम होतात. त्यामुळे त्यांच्यापासून दूर राहणेच चांगले!

मग नेमके काय खाल्ले तर उपयोग होतो, ते पाहू या.

त्वचा व केसांसाठी पोषण

आपली त्वचा आणि केस हे फक्त सौंदर्याचे प्रतीक नसून, संपूर्ण आरोग्याचे प्रतिबिंब आहेत. शरीरातील पोषक घटकांचा परिणाम केवळ शरीराच्या आतील भागांवरच होत नाही, तर तो बाह्य रूपावर म्हणजेच त्वचेवर आणि केसांवरही स्पष्टपणे दिसून येतो. म्हणूनच, त्वचा आणि केस निरोगी ठेवण्यासाठी केवळ बाह्य उपचार पुरेसे नाहीत; तर योग्य पोषणसुद्धा मूलभूत आणि अत्यावश्यक आहे.

त्वचेची रचना

मानवी त्वचा ही तीन स्तरांनी बनलेली असते :

त्वचेची रचना

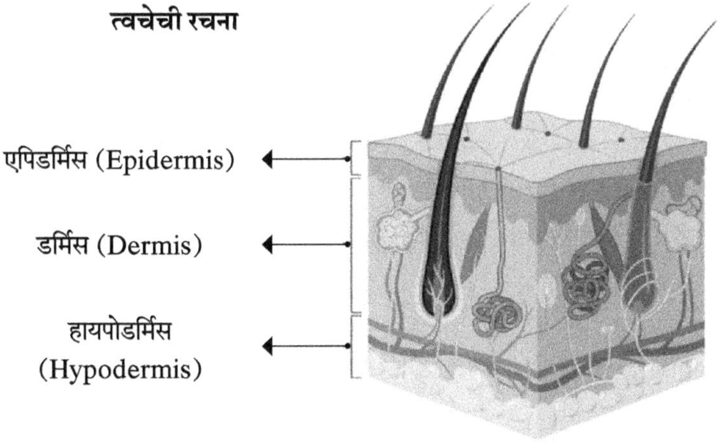

१. **एपिडर्मिस (Epidermis)** : बाह्य स्तर, ज्यामध्ये केराटिन, मेलानिन आणि संरक्षणात्मक पेशी असतात.

२. **डर्मिस (Dermis)** : यामध्ये कोलेजन, इलास्टिन, रक्तवाहिन्या आणि ग्रंथी असतात.

३. **हायपोडर्मिस (Hypodermis)** : चरबीचा थर, जो उष्णता टिकवून ठेवतो.

केसांची रचना

केसांची मुळं (Hair follicles) त्वचेच्या डर्मिस स्तरात असतात. केस मुख्यत्वे केराटिन नावाच्या प्रथिनापासून बनलेले असतात. केसांच्या वाढीसाठी आवश्यक असलेले पोषक घटक रक्ताद्वारे मुळांपर्यंत पोहोचतात.

त्वचा व केसांसाठी आवश्यक पोषक घटक

१. **प्रथिने (Proteins)** : प्रथिने हे त्वचा आणि केसांचे मूलभूत घटक आहेत. केराटिन, कोलेजन, आणि इलास्टिन ही प्रथिने त्वचेला लवचीकपणा, मजबुती आणि गुळगुळीतपणा देतात. केसांचे ९५ टक्के घटक केराटिन हे प्रथिन आहे. प्रथिनांची कमतरता झाल्यास त्वचा कोरडी, निस्तेज होते आणि केस गळू लागतात.

२. **आवश्यक फॅटी ॲसिड्स (Essential Fatty Acids)** : ओमेगा-3 आणि ओमेगा-3 फॅटी ॲसिड्स हे त्वचेच्या लवचीकपणासाठी आणि केसांच्या पोषणासाठी आवश्यक असतात ; ते त्वचेतील जल संतुलन राखतात, सूज कमी करतात आणि स्कॅल्पचे आरोग्य सुधारतात. फॅटी ॲसिड्स कमी असल्यास त्वचेला खाज येते, केस कोरडे आणि ठिसूळ होतात.

३. **व्हिटॅमिन ए** : हे त्वचेतील पेशींच्या पुनरुत्पादनासाठी आवश्यक आहे. यामुळे त्वचा नितळ राहते आणि मुरमांचे प्रमाण कमी होते. केसांच्या पेशीच्या वाढीसाठीदेखील हे जीवनसत्त्व महत्त्वाचे आहे.

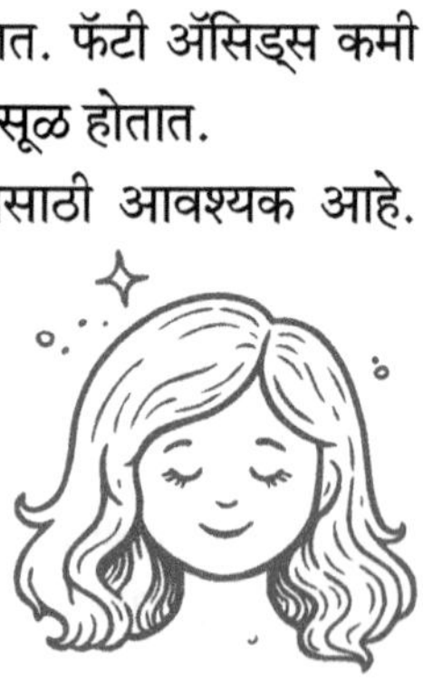

४. **व्हिटॅमिन सी** : हे अँटिऑक्सिडंट असून कोलेजन निर्मितीमध्ये महत्त्वाचे कार्य करते. ते त्वचेची

चमक आणि लवचीकपणा टिकवून ठेवण्यासाठी आवश्यक आहे. केसांच्या वाढीसाठी आणि फ्री-रॅडिकल्सपासून संरक्षणासाठीदेखील उपयुक्त!

५. **व्हिटॅमिन ई** : हे त्वचेचे आणि केसांचे संरक्षण करणारे अँटिऑक्सिडंट आहे. त्वचेला हायड्रेट ठेवते, तसेच सूर्यप्रकाशामुळे होणारे नुकसान कमी करते. केसांच्या मुळांनाही मजबुती देते.

६. **व्हिटॅमिन बी कॉम्प्लेक्स** : विशेषतः बायोटिन (Vitamin B7) आणि नायसिन (Vitamin B3) हे केसांच्या आरोग्यासाठी अत्यंत महत्त्वाचे आहेत. बायोटिनच्या कमतरतेमुळे केसांची गळती, टोकांचे विभाजन आणि केस निर्जीव होणे यांसारख्या समस्या निर्माण होतात. नायसिन त्वचेला उजळपणा आणि केसांना पोषण देते.

७. **लोह (Iron)** : शरीरात ऑक्सिजन वाहून नेण्याचे कार्य लोह करते. लोहाच्या कमतरतेमुळे त्वचेला पांढुरकेपणा, थकवा आणि केसगळती वाढते. विशेषतः स्त्रियांमध्ये हे एक प्रमुख कारण आहे.

८. **झिंक (Zinc)** : पेशींच्या वाढीसाठी झिंक आवश्यक असून त्वचेतील जखमा लवकर भरून येण्यास मदत करते. तसेच, स्कॅल्पचे आरोग्य सुधारते, केसांच्या वाढीस चालना मिळते. झिंकच्या कमतरतेमुळे त्वचाविकार व केसगळती होऊ शकते.

९. **सेलेनियम (Selenium)** : हे सूक्ष्म पोषकद्रव्य त्वचेला ऑक्सिडेटिव्ह तणावापासून वाचवते. यामुळे केस गळण्याचा वेग कमी होतो आणि केसातील कोंड्यापासून संरक्षण मिळते.

१०. **पाणी** : पाणी हा सर्वांत महत्त्वाचा; पण दुर्लक्षित पोषक घटक आहे. त्वचेतील ओलावा राखण्यासाठी, विषारी पदार्थ बाहेर टाकण्यासाठी, आणि पेशींना योग्य पोषण पोहोचवण्यासाठी पाण्याचे महत्त्व अनन्यसाधारण आहे. निर्जलीकरण झाल्यास त्वचा कोरडी व निस्तेज होते, केसही रखरखीत होतात.

त्वचेवर व केसांवर पोषणाचा परिणाम

- **चयापचय प्रक्रियेतील पोषणाची भूमिका** :

  त्वचा आणि केस हे सतत नवनवीन पेशी तयार करत असतात. शरीरातील चयापचय प्रक्रियेद्वारे या पेशींसाठी आवश्यक ऊर्जा आणि घटक पुरवले

जातात. आहारात पोषण अपुरे असेल, तर शरीर आधी इतर अत्यावश्यक अवयवांना पोषण देते; त्वचा व केस शेवटी येतात. त्यामुळे त्वचा-केसांच्या समस्या म्हणजे आंतरिक पोषणतत्त्वांचे इशारे असतात.

- **अँटिऑक्सिडंट्स आणि फ्री रॅडिकल्स** :
  प्रदूषण, सूर्यप्रकाश, तणाव, प्रक्रिया अन्न इत्यादींमुळे फ्री रॅडिकल्स वाढतात. अँटिऑक्सिडंट्स – जसे की, व्हिटॅमिन सी, ई आणि सेलेनियम – फ्री रॅडिकल्सना निष्क्रिय करतात. त्यामुळे त्वचेचे अकाली वार्धक्य टाळले जाते, आणि केसांचे गळणे कमी होते.
- **हार्मोन्स आणि पोषण :**
  त्वचा आणि केस हार्मोन-संवेदनशील आहेत. उदाहरणार्थ, थायरॉईड हार्मोनच्या असंतुलनाने केस गळू शकतात किंवा त्वचेवर पांढरे डाग पडू शकतात. हार्मोन्सच्या संतुलनात पोषणतत्त्वे महत्त्वाची भूमिका बजावतात, विशेषतः झिंक, सेलेनियम आणि आयोडीन.

सौंदर्य प्रसाधने केवळ बाह्य परिणाम देतात; पण खरी चमक आणि आरोग्य शरीराच्या आतूनच येते. त्वचा आणि केस निरोगी ठेवण्यासाठी आहार हा सर्वांत प्रभावी आणि दीर्घकालीन उपाय आहे. 'निरोगी त्वचेची आणि चांगल्या केसांची सुरुवात तुमच्या ताटातून होते. त्यासाठी आवश्यक आहे : पोषणमूल्य असलेला आहार, अन्नघटकांचे संतुलन, आणि शरीराच्या गरजेनुसार योग्य नियोजन. त्वचा आणि केस फक्त सौंदर्याचे प्रतीक नाहीत; तर ते तुमच्या आरोग्याचा आरसा आहेत!

शेवटी सर्वांत महत्त्वाचे, प्रत्येकाच्या त्वचेचा पोत, रंग हा वेगळा असतो. त्वचेचा रंग काळा की गोरा हे महत्त्वाचे नाही; आपण निरोगी असणे महत्त्वाचे आहे. रंग सावळा असणे म्हणजे आपल्यात काहीतरी कमी आहे असे मानण्याचे कारण नाही. त्यासाठी आटापिटा करत बसू नका. आपले निरोगी असणे आणि आपले कर्तृत्व हेच खरे सौंदर्य आहे!

संतुलित आहाराचे महत्त्व

१. **उच्च प्रथिनयुक्त आहार :** त्वचा घट्ट आणि केस मजबूत होण्यासाठी.
   दूध, दही, सोयाबीन, डाळी (हरभरा, मसूर, तूर), कडधान्ये (मटकी, मूग, राजमा), अंडी, चिकन / मासे

२. **सौम्य चरबी:** त्वचेला ओलावा आणि केसांना चमक येण्यासाठी.
शेंगदाणे, तीळ, अक्रोड, बदाम, ओमेगा३ युक्त तेले (अळशीचं तेल / flaxseed oil), मासे (सुरमई, साल्मन)

३. **व्हिटॅमिन ए** : त्वचा कोरडी होऊ नये यासाठी.
गाजर, बीट, लाल भोपळा, पालक, अंड्याचा पिवळा भाग

४. **व्हिटॅमिन सी :** कोलेजन तयार होण्यासाठी; त्वचेची चमक राखण्यासाठी.
संत्री, लिंबू, आवळा, टोमॅटो, कोबी, ब्रोकोली

५. **व्हिटॅमिन ई :** त्वचेचे संरक्षण आणि केसांचे पोषण यांसाठी.
बदाम, अक्रोड, सूर्यफुलाच्या बिया, पालक, गहूभरड (Wheatgerm)

६. **बायोटिन (Vitamin B7) :** केस गळती कमी होते, केस मजबूत होतात.
अंडी, शेंगदाणे, सोयाबीन, राजमा, बदाम

७. **लोह (Iron) :** केसांची वाढ आणि त्वचेचा रंग टिकवतो.
बीट, गूळ, हिरव्या पालेभाज्या, खजूर, टोमॅटो, अंड्याचा पिवळा भाग, मासे

८. **झिंक आणि सेलेनियम :** कोंडा कमी होतो, केस चमकदार होतात.
काजू, अक्रोड, तीळ, मटार, बाजरी, ज्वारी

९. **पाणी आणि द्रव पदार्थ :** त्वचेचा नितळपणा, केसांचा तजेला यांसाठी.
दररोज ८ ते १० ग्लास पाणी, नारळपाणी, ताक, फळांचे रस (साखरेशिवाय)

१०. **रंगीत फळे आणि भाज्या :** अँटिऑक्सिडंट्ससाठी; त्वचा ताजीतवानी राहते; वृद्धत्व उशिरा येते.
संत्री, डाळिंब, पपई, सफरचंद, गाजर, टोमॅटो, सिमला मिरची, पालक, मेथी, कोथिंबीर

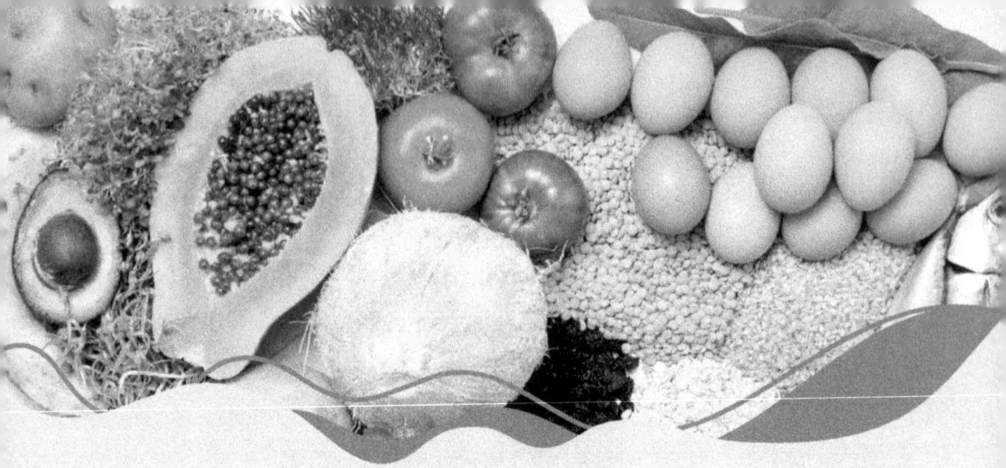

२.४
निरोगी डोळ्यांसाठी आहार

पावसाळ्यात हमखास डोळ्यांची साथ येते. डोळे येणे हा संसर्गजन्य आजार असून डोळे आलेल्या रुग्णांनी योग्य ती काळजी घेणे गरजेचे असते. डोळा लाल होणे, सुजणे, डोळ्यांतून पाणी किंवा चिकट स्राव येणे अशा समस्या या काळात उद्भवतात. डोळ्यांच्या साथीपासून वाचण्यासाठी डोळ्यांची निगा महत्त्वाची असते. डोळे आल्यानंतर त्यांची स्वच्छता राखणे महत्त्वाचे असते, तसेच नेत्रतज्ज्ञांकडून योग्य औषधोपचार केले पाहिजेत.

डोळ्यांचे आरोग्य चांगले राहण्यासाठी कोणता आहार घ्यावा, हे पाहू.

डोळे निरोगी ठेवण्यासाठी सकस आहाराची गरज आहे. आजची बदलती जीवनशैली, सतत संगणकावर काम करणे, किंवा मोबाईलवर गेम खेळणे यामुळे डोळे कमजोर होत आहेत. त्यासाठी वेळीच काळजी घ्यावी.

डोळे निरोगी ठेवण्यासाठी आपल्या आहारात जीवनसत्त्वे, खनिजे आणि पोषक तत्त्वांनी समृद्ध पदार्थ समाविष्ट करणे गरजेचे आहे.

१. **नट्स** : सुका मेवा आणि नट्स हे आरोग्यासाठी खूप फायदेशीर मानले जातात. त्यात व्हिटॅमिन ई मुबलक प्रमाणात असते, जे दृष्टी सुधारण्यास मदत करते. व्हिटॅमिन 'ई'च्या कमतरतेमुळे अंधुक दिसणे, अंधत्व, मोतीबिंदू होऊ शकतो. म्हणून आहारात व्हिटॅमिन ई असलेले पदार्थ खाणे चांगले! बदाम,

अक्रोड, शेंगदाणे, सूर्यफुलाच्या बिया, जवसाचे तेल, पालक, ब्रोकोली, ऑलिव्ह ऑइल या सर्वांमध्ये व्हिटॅमिन ई असते.

२. **अंडी :** अंडी हा प्रथिनांचा चांगला स्रोत मानला जातो. एवढेच नाही, तर त्यात अमीनो ॲसिड, सल्फर, लेक्टिन, ल्यूटिन, सिस्टीन आणि व्हिटॅमिन बी २ असते. पेशींच्या कामात व्हिटॅमिन बी महत्त्वाचे आहे. अंड्यांचे सेवन डोळ्यांच्या आरोग्यासाठी फायदेशीर ठरू शकते. मासे, टूना मासे, शेंगदाणे, जवसाचे तेल, कॅनोला तेल यात ओमेगा-३ फॅटी ॲसिड असते.

३. **पालेभाज्या :** हिरव्या पालेभाज्या आरोग्यासाठी खूप फायदेशीर मानल्या जातात. त्यात लोह आणि जीवनसत्त्वे मुबलक प्रमाणात आढळतात, जे दृष्टी सुधारण्यास आणि निरोगी राहण्यास मदत करतात. जीवनसत्त्व ए हे मेदामध्ये विरघळणारे आहे, जे काही पदार्थांमध्ये नैसर्गिकरीत्या आढळून येते. तसेच ते काही वेळा प्रोव्हिटॅमिनमधूनही मिळते. जीवनसत्त्व 'ए'ला रेटिनोलसुद्धा म्हणतात, कारण ते डोळ्यांचा पडदा तयार करणाऱ्या रंगद्रव्यांच्या निर्मितीसाठी फायदेशीर असते. अंधत्वाचे सगळ्यांत सामान्य कारण जीवनसत्त्व 'ए'चा अभाव आहे. गाजर, बीट, रताळे, मटार, टोमॅटो, हिरव्या पालेभाज्या, आंबे, टरबूज, पपई, पनीर, राजमा, अंडे, बिन्स यामध्ये जीवनसत्त्व ए भरपूर प्रमाणात असते.

४. **बीन्स :** बीन्समध्ये बायोफ्लेव्होनॉइड्स आणि जस्त भरपूर प्रमाणात असतात, जे डोळ्याची रेटिना मजबूत करण्यास मदत करतात. आहारात बीन्सचा समावेश करून दृष्टी सुधारता येते. जस्ताची कमतरता रातांधळेपणाला कारणीभूत ठरू शकते. रेड मीट आणि कोंबडी हे त्याचे उत्तम स्रोत आहेत; तसेच ते नैसर्गिकरीत्या शेंगदाणे, लसूण, तीळ, राजमा, डाळी, सोयाबीन, अळशी, बदाम, गहू, अंड्यातील पिवळा भाग यात आढळून येते.

५. **लिंबूवर्गीय फळे** : आहारात संत्री, द्राक्षे, लिंबू आणि बेरी यांसारखी फळे समाविष्ट केली तर केवळ डोळेच नव्हे; तर संपूर्ण शरीर निरोगी ठेवता येईल. व्हिटॅमिन सी, व्हिटॅमिन ई ही लिंबूवर्गीय फळांमध्ये आढळतात, जे दृष्टी सुधारण्यास मदत करतात.

म्हणून, डोळ्यांचे आरोग्य राखण्यासाठी संतुलित आहार महत्त्वाचा आहे!

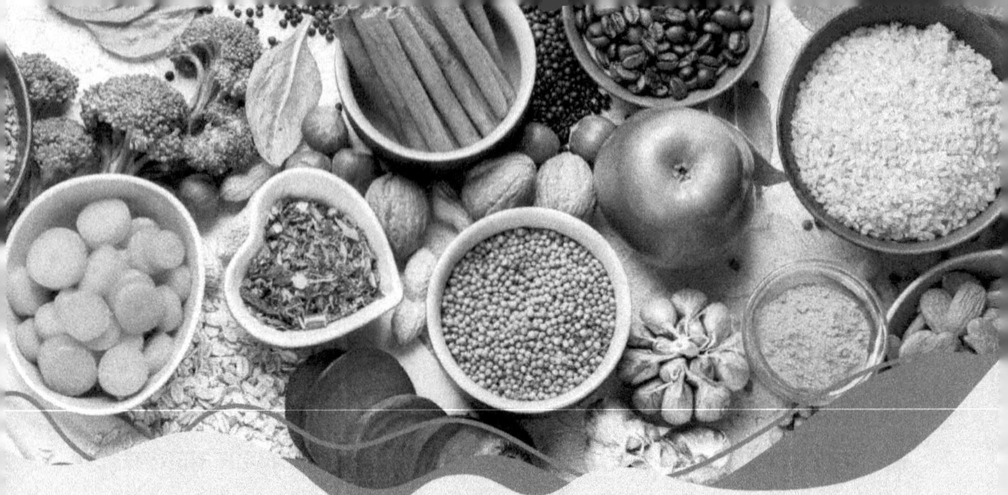

२.५

लिव्हर सलामत तो...!

यकृत अर्थात लिव्हर खराब होण्याचे प्रमाण दिवसेंदिवस वाढत आहे. अनेक तरुण रुग्णांमध्ये फॅटी लिव्हर किंवा लिव्हर खराब झाल्याने अनेक गुंतागुंतीचे आजार झाल्याचे दिसून येते. हे आजार टाळण्यासाठी आणि आजार झाल्यानंतरही तो बरा होण्यासाठी आहार अत्यंत महत्त्वाची भूमिका बजावतो. यासाठी संतुलित आहार महत्त्वाचा आहे.

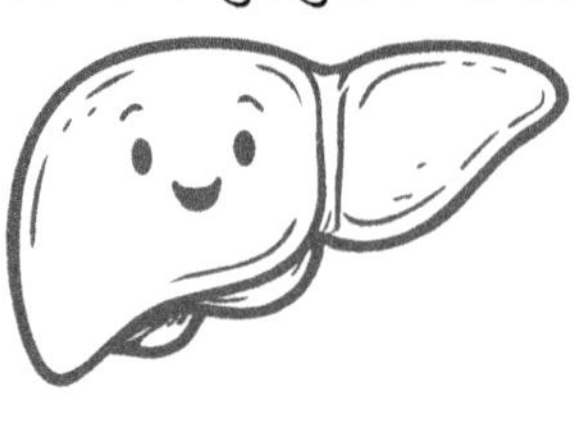

यकृत हा शरीरातील सर्वांत मोठा आणि महत्त्वाचा अवयव आहे. ते शरीराला डिटॉक्सिफाय करण्यासाठी, चरबी, कर्बोदके आणि प्रथिनांचे चयापचय करण्यासाठी महत्त्वाचे आहे.

हार्मोन्सचे नियमन करणे, रक्तातील साखरेची पातळी नियंत्रित करणे, केटोन्स तयार करणे, आणि पचनास मदत करणे हे त्याचे कार्य आहे.

अयोग्य आहार, अति मद्यपान आणि आनुवांशिक कारणांमुळे यकृताच्या समस्या वाढू शकतात. आहार आणि जीवनशैली यात योग्य बदल करून आपण आपल्या यकृताची काळजी घेऊ शकतो. संतुलित आहार घ्या. आहारात चरबी कमी, कर्बोदके आणि फायबर जास्त असेल तर यकृत निरोगी राहते.

यकृताचे मुख्य कार्य म्हणजे अनेक आजारांपासून शरीराचे रक्षण करण्यासाठी प्रथिने आणि रोगप्रतिकरक शक्ती तयार करणे. या अवयवाला कोणतीही इजा झाल्यास शरीराला अनेक प्रकारे त्रास होऊ शकतो. या वेळी शरीरात अनेक बदल दिसू लागतात.

अशक्तपणा, भूक न लागणे, यकृतामध्ये चरबी जमा होणे, वजन कमी होणे, उलट्या होणे, पिवळी लघवी, हलक्या रंगाचे मल, पाय सुजणे ही यकृत निकामी होण्याची लक्षणे आहेत.

१. यकृताचे आरोग्य सुधारायचे असेल तर आहारात काही फळांचा समावेश करणे गरजेचे आहे. संत्री आणि लिंबू यांसारख्या फळांमध्ये सायट्रिक ॲसिड, पोटॅशियम, व्हिटॅमिन सी आणि बायोफ्लेव्होनॉइड्स असतात, जे यकृताला आणि शरीराला विषमुक्त (डिटॉक्स) करतात. यामुळे शरीरातील ऊर्जेची पातळी वाढते. या फळांचे सेवन केल्याने यकृताची जळजळ कमी होते.

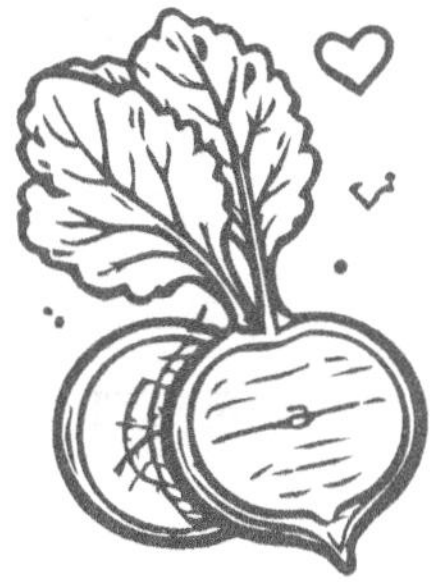

२. द्राक्षेदेखील एक सिट्रस फळ आहे, ज्यात व्हिटॅमिन सी, फॉलिक ॲसिड, फिनोलिक ॲसिड, पोटॅशियम, कॅल्शियम, लोह आणि अँटिऑक्सिडंट्स भरपूर असतात. अनेक संशोधनातून असे दिसून आले आहे की, अँटिऑक्सिडंट्स यकृताचे नुकसान होण्यापासून वाचवण्यास मदत करतात.

३. कोबी, ब्रसेल्स स्प्राउट्स आणि मोहरीच्या हिरव्या भाज्यांसह क्रूसिफेरस भाज्या निरोगी यकृतासाठी योग्य आहार आहेत.

४. हे पदार्थ फायबर, मॅग्नेशियम, मँगनीज आणि पोटॅशियमने समृद्ध आहेत. यामध्ये क्लोरोफिल, फायटोकेमिकल्स आणि अँटिऑक्सिडंट्सदेखील असतात. क्लोरोफिल शरीरातील विषारी घटक काढून टाकण्यास उपयुक्त आहे.

५. सुका मेवा : विशेषतः अक्रोडमध्ये निरोगी मोनोअनसॅच्युरेटेड आणि पॉलीअनसॅच्युरेटेड फॅट्स असतात, जे शरीरात चरबी जमा होण्यापासून रोखण्यास मदत करतात. अक्रोडमध्ये अमिनो ॲसिड

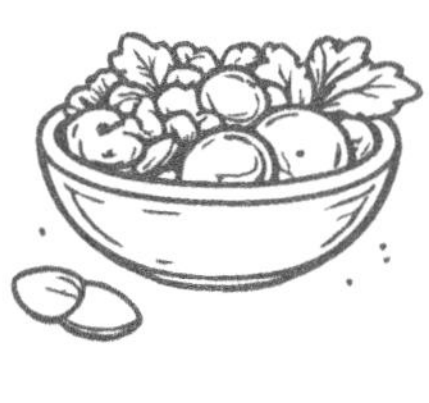

आर्जिनिन असते, जे शरीरातून अमोनिया काढून टाकण्यासाठी आवश्यक असते.

याव्यतिरिक्त, अक्रोडमध्ये ओमेगा - ३ फॅटी ॲसिड आणि ग्लूटाथिओनदेखील असतात, जे जळजळ कमी करण्यास, यकृताचा स्टेनॉसिस कमी करण्यास आणि शरीरातील लिपिड्सची संख्या कमी करण्यास मदत करते. रोज अक्रोड खाल्ल्याने यकृताचे आरोग्य चांगले राहते.

६. यकृत निरोगी ठेवायचे असेल तर दारूचे सेवन बंद करावे. क्वचित कधीतरी मद्यपान केल्याने नुकसान होत नाही, परंतु दारूचे नियमित सेवन आरोग्यास हानी पोहोचवू शकते.

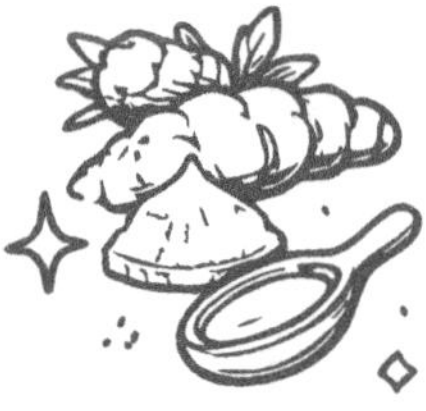

७. नियमित व्यायाम करा. व्यायाम केल्याने यकृत प्रवाही राहून ते निरोगी राहते.

म्हणूनच मी म्हणते की, आहार हे औषध आहे. आहार योग्य असेल तर संपूर्ण शरीराचे कार्य अत्यंत व्यवस्थितपणे पार पडते. फक्त आहाराविषयीची योग्य ज्ञान आणि जिभेवर नियंत्रण आवश्यक आहे.

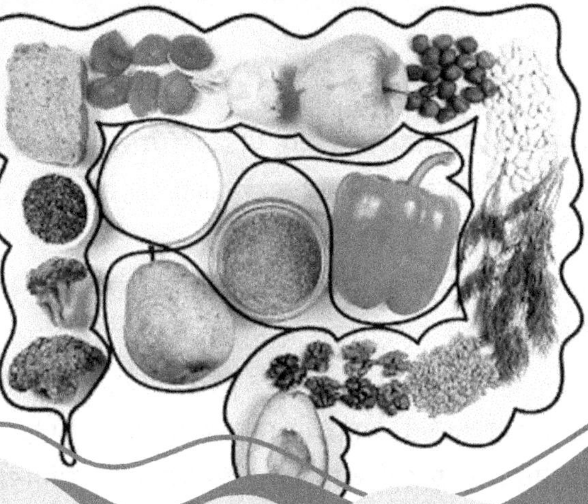

२.६

आतड्यांचे आरोग्य

आतड्यांचे आरोग्य (गट हेल्थ) म्हणजे पचनसंस्थेतील विविध अवयवांची कार्यक्षमता आणि आणि ते एकत्र कसे कार्य करतात याचे संतुलन. आपल्या पोटापासून ते आतड्यांपर्यंत, सर्व अवयव आतड्याच्या आरोग्याशी संबंधित आहेत. आतड्याचे आरोग्य हे केवळ पचनाशी संबंधित नाही तर ते शरीराच्या इतर कार्यांवर देखील परिणाम करते. आतड्याचे आरोग्य चांगले असते तेव्हा शरीराला आवश्यक पोषण मिळवता येते, रोगप्रतिकारक शक्ती मजबूत राहते आणि मानसिक आरोग्यदेखील सुधारते.

आतड्याचे आरोग्य मानसिक स्थितीवरदेखील परिणाम करू शकते. आतड्यातील बॅक्टेरिया आपल्या मेंदूशी संवाद साधतात, ज्यामुळे आपला मूड आणि मानसिक ताण कमी होण्यास मदत होते. म्हणूनच, आतड्याचे आरोग्य राखणे आपल्यासाठी खूप महत्त्वाचे आहे.

आतड्याच्या आरोग्याचे महत्त्व :

आतड्याच्या आरोग्याचे महत्त्व खूप मोठे आहे, कारण ते आपल्या एकूण शारीरिक आणि मानसिक आरोग्यावर परिणाम करते. आतडे म्हणजे आपली पचनसंस्था,

ज्यात आपल्या शरीरासाठी आवश्यक पोषक तत्त्वांचे पचन होते. निरोगी ठेवणे म्हणजे आपले शरीर योग्यरीत्या कार्य करते. चला, त्याचे महत्त्व तपशिलात जाणून घेऊ या.

१. **पचन प्रक्रियेतील मदत :** आतड्यातील बॅक्टेरिया आणि सूक्ष्मजीव आपल्या अन्नाचे योग्य प्रकारे पचन करण्यात मदत करतात. ते आपल्या शरीराला आवश्यक असलेली पोषक तत्त्वे, जीवनसत्त्वे आणि खनिजे शोषून घेण्यास मदत करतात. आतडे निरोगी असेल, तर पचन प्रक्रिया सुरळीत होते.
२. **रोगप्रतिकारक शक्ती वाढवणे :** आतड्यातील चांगल्या बॅक्टेरियामुळे शरीराची रोगप्रतिकारक शक्ती वाढते. आतड्यातील बॅक्टेरिया शरीरात प्रवेश करणाऱ्या हानिकारक सूक्ष्मजीवांपासून शरीराचे रक्षण करतात. आतड्याचे आरोग्य राखल्यास, आपली रोगप्रतिकारक शक्ती मजबूत राहते आणि आपले शरीर आजारांपासून सुरक्षित राहते.
३. **मानसिक आरोग्यावर परिणाम :** आतडे आणि मेंदू यांच्यात एक महत्त्वाचा संबंध आहे. आतड्यांमधील बॅक्टेरिया आणि हार्मोन्स आपल्या मनोवस्था, मूड आणि तणाव यावर परिणाम करतात. आतड्यांचे आरोग्य सुधारल्यास मानसिक ताण कमी होतो, चिंता आणि नैराश्य कमी होऊ शकते.
४. **वजन नियंत्रित ठेवण्यास मदत :** आतड्यांचे आरोग्य वजनावरदेखील परिणाम करू शकते. जर आतड्यांमधील बॅक्टेरिया संतुलित असतील, तर त्याचा वजन नियंत्रण आणि चयापचय यावर परिणाम होतो. हे आपल्याला जास्त वजन वाढण्यापासून रोखू शकते.
५. **हृदयाची देखभाल :** आतड्यांचे आरोग्य हृदयाशीदेखील संबंधित आहे. आतड्यांमधील चांगल्या बॅक्टेरिया हृदयाच्या आरोग्याची काळजी घेतात, कारण ते रक्तदाब, कोलेस्ट्रॉलची पातळी नियंत्रित करण्यास मदत करतात.
६. **पचनच्या समस्यांवर उपचार :** आतड्यांचे चांगले आरोग्य जुलाब, गॅस, ॲसिडिटी, आणि इतर पचनविकारांच्या समस्या कमी करते. हे आपल्या पचनसंस्थेला आरामदायक आणि कार्यक्षम बनवते.

अशा प्रकारे, आतड्यांचे आरोग्य शारीरिक आणि मानसिक दोन्ही प्रकारे महत्त्वपूर्ण आहे. आतड्यांच्या आरोग्याकडे लक्ष ठेवणे, योग्य आहार घेणे, आणि जीवनशैलीत सुधारणा करणे हे चांगले आणि निरोगी जीवन जगण्यास मदत करू शकते.

आतड्यांचे आरोग्य सुधारण्यासाठी काय करावे?

१. **ताजी फळे आणि भाज्या खा :** या फळांमध्ये फायबर्स आणि जीवनसत्त्वे असतात, जे आतड्यांच्या आरोग्यासाठी महत्त्वाचे आहेत.

- **केळी :** केळीमध्ये फायबर्स आणि प्रीबायोटिक्स असतात, जे पचन सुधारतात आणि गॅस कमी करतात.
- **सफरचंद :** सफरचंदात फायबर्स आणि अँटिऑक्सिडंट्स आहेत, जे पचन सुधारते आणि हानिकारक बॅक्टेरिया कमी करते.
- **बेरी फळे :** बेरी फळांमध्ये फायबर्स आणि अँटिऑक्सिडंट्स असतात, जी सूज कमी करतात आणि रोगप्रतिकारक शक्ती वाढवतात.
- **पपई :** पपईमध्ये पॅपेन एन्झाइम आहे, जो पचन सुधारतो आणि विषारी पदार्थ बाहेर टाकण्यास मदत करतो.
- **आंबा :** आंब्यात फायबर्स आणि जीवनसत्त्वे आहेत, जे गॅस, बद्धकोष्ठता आणि पचन समस्या कमी करतात.
- **संत्रे (ऑरेंज):** संत्र्यात व्हिटॅमिन सी आणि फायबर्स असतात, जे आतड्यांच्या आरोग्याला सुधारतात.
- **किवी :** किवीमध्ये फायबर्स आणि एन्झाइम्स असतात, जे पचन सुधारतात आणि गॅस कमी करतात.
- **अंजीर (फिग):** अंजिरात फायबर्स असतात, जे गॅस, जुलाब आणि बद्धकोष्ठता कमी करतात.

२. **प्रोबायोटिक्स :** प्रोबायोटिक पदार्थांचे सेवन केल्याने आतड्यांचे आरोग्य सुधारण्यास मदत करते. हे पदार्थ आपल्या शरीरातील चांगल्या बॅक्टेरिया वाढवतात, जे आतड्यांसाठी फायदेशीर असतात.

- **दही :** दह्यामध्ये प्रोबायोटिक्स असतात, जे आतड्यांतील चांगल्या बॅक्टेरिया वाढवतात आणि पचनाला मदत करतात.
- **ताँगी (किमची) :** किमची किंवा इतर आंबवलेल्या भाज्या आतड्यांसाठी फायदेशीर आहेत.
- **लोणचे :** घरगुती लोणचे, खासकरून मीठ किंवा व्हिनेगरमध्ये आंबवलेले लोणचे आतड्यांच्या आरोग्यासाठी चांगले असते.
- ताक, लस्सी, आतड्यांच्या आरोग्यासाठी चांगली असते.

- **टेम्पे :** हे सोयाबीनपासून तयार केले जाते आणि आतड्यांच्या आरोग्यासाठी चांगले असते.

३. **पाणी प्या :** पुरेसे पाणी प्यायल्याने पचनसंस्थेला मदत होते आणि शरीरातील विषारी पदार्थ बाहेर पडतात.

   आतड्यांच्या आरोग्यासाठी योग्य पाणी :

   - **ताजे पाणी :** ताजे आणि स्वच्छ पाणी पिणे आतड्यांसाठी खूप महत्त्वाचे आहे. ते पचनक्रियेला मदत करते.
   - **तुळशीचे पाणी :** तुळशीचे पाणी आतडे स्वच्छ करते आणि पचनक्रिया सुधारते.
   - **आले आणि लिंबू पाणी :** आले आणि लिंबू घालून पाणी प्यायल्याने आतड्यांचे आरोग्य सुधारते आणि गॅसच्या समस्यांपासून आराम मिळतो.
   - **कोकम सरबत :** कोकम सरबत पचनासाठी फायदेशीर असते आणि ते शरीर थंड ठेवते.
   - **पारंपरिक ज्यूस :** ताज्या फळांचे रस, विशेषतः संत्री, सफरचंद किंवा नारळपाणी, आतड्यांचे आरोग्य राखण्यासाठी उपयुक्त आहेत.

४. **फायबरयुक्त पदार्थ :** ताज्या भाज्या, डाळी आणि धान्ये हे फायबरचे उत्तम स्रोत आहेत. यामुळे पचनसंस्था चांगली राहते.

आतड्यांच्या आरोग्यासाठी फायबरयुक्त पदार्थ

- **तांदूळ :** पूर्ण तांदूळ आणि ब्राउन राइस यामध्ये चांगले फायबर असते, जे पचनासाठी उपयुक्त असते.
- **गहू :** गव्हाचे पीठ वापरणे फायबर मिळवण्यासाठी चांगले असते.
- **फळे :** सफरचंद, केळी, पेरू आणि मोसंबी यांसारखी फळे फायबरने भरलेली असतात.
- **भाज्या :** गाजर, कोबी, पालक आणि भोपळा यांसारख्या भाज्या फायबरचे चांगले स्रोत आहेत.
- **डाळी :** मूग डाळ, तूर डाळ आणि मसूर डाळ हे फायबरचे चांगले स्रोत आहेत.

- **संपूर्ण धान्य** : ओट्स, क्विनोआ यांसारखी संपूर्ण धान्ये फायबरने समृद्ध असतात.
- **नट्स आणि बिया** : बदाम, काजू, चिया सिड्स आणि जवस बिया फायबरने समृद्ध असतात.

हे सर्व पदार्थ आतड्यांच्या आरोग्यासाठी फायदेशीर आहेत आणि पचनसंस्थेला मदत करतात.

आतड्यांच्या आरोग्याच्या समस्या

१. **अपचन (Indigestion)** : चुकीच्या आहारामुळे किंवा अति तणावामुळे पचनाच्या समस्या उद्‌भवू शकतात. यामुळे गॅस, जडपणा आणि पोटदुखी होऊ शकते.

२. **पोटफुगी आणि सूज (Bloating and Gas)** : आतड्यांतील बॅक्टेरियाचे असंतुलन किंवा जास्त चरबीयुक्त किंवा कमी फायबरसारखे अस्वास्थ्यकर आहार, यामुळे गॅस आणि पोटफुगी होऊ शकते.

३. **आहारातील अयोग्य घटक** : कच्च्या भाज्या, दूध, आणि काही मसाले आतड्यांची संवेदनशीलता वाढवू शकतात, ज्यामुळे अपचन किंवा अल्सर होऊ शकतो.

४. **निर्जलीकरण (Dehydration)** : शरीरात पाण्याची कमतरता आतड्यांच्या कार्यावर परिणाम करू शकते. यामुळे कठीण मल आणि बद्धकोष्ठता होऊ शकते.

५. **अंतर्गत दाह (Inflammation)** : खराब आहारामुळे किंवा संसर्गामुळे आतड्यांमध्ये सूज किंवा जळजळ होऊ शकते, ज्यामुळे क्रोहन रोग आणि इरिटेबल बोवेल सिंड्रोम (IBS) सारखे विकार निर्माण होतात.

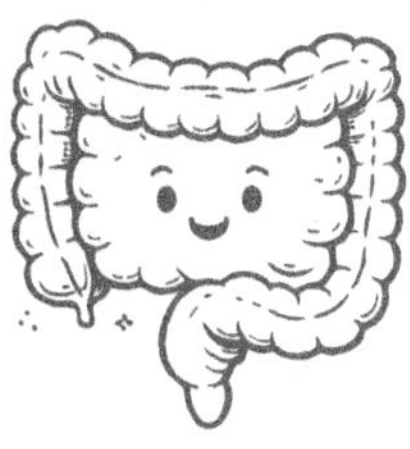

६. **प्रोबायोटिक्सचा अभाव** : आतड्यांमध्ये चांगल्या बॅक्टेरियाची कमतरता असल्यास, पचन प्रक्रिया मंदावते आणि पोटाशी संबंधित समस्या उद्‌भवू शकतात.

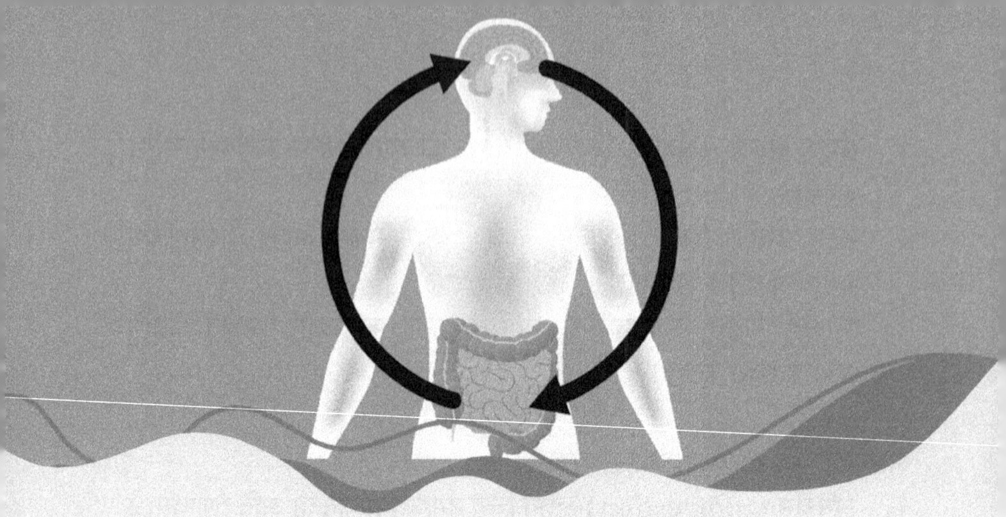

२.७

आतड्यांचे आरोग्य आणि मन

आतडे आणि मन यांच्यात एक मजबूत संबंध आहे. आतड्यांचे आरोग्य बिघडताच मानसिक आरोग्यही बिघडते. गॅस, अपचन किंवा पोटफुगी यांसारख्या आतड्यांसंबंधी समस्यांमुळे ताण, चिंता आणि नैराश्य येऊ शकते.

मॅलअब्सॉर्प्शन (Malabsorption)
शरीर अन्नातील पोषणतत्त्वे पूर्णपणे शोषून घेऊ शकत नाही, ज्यामुळे वजन कमी होते, थकवा आणि अन्नाविषयी असहिष्णुता निर्माण होते.

- **तणावाचे परिणाम**

अति मानसिक ताण आणि चिंता आतड्याच्या पचनक्रियेवर परिणाम करतात. तणावामुळे आतड्यांमधील बॅक्टेरियाचे संतुलन बिघडते, ज्यामुळे पचनाच्या समस्या उद्‌भवू शकतात.

- **आतड्यांचा मानसिक आरोग्यावर परिणाम**

आतड्यांमधील चांगल्या बॅक्टेरियाचे असंतुलन किंवा सूज मानसिक आरोग्यावर परिणाम करू शकते. यामुळे मनःस्थितीमध्ये बदल येऊ शकतात (मूड स्विंग), आणि चिडचिड, नैराश्य किंवा अकार्यक्षमता निर्माण होऊ शकते.

- **सकारात्मक आहाराचा फायदा**

योग्य आणि पौष्टिक आहार आतडे निरोगी ठेवतो आणि याचा मानसिक आरोग्यावरदेखील सकारात्मक परिणाम होतो. फळे, भाज्या आणि फायबर यांचे सेवन मनाला शांती देणारे असते.

- **शारीरिक व्यायामाचा फायदा**

नियमित व्यायामामुळे आतड्यांचे आरोग्य सुधारते आणि मानसिक ताण कमी होतो. व्यायामामुळे एंडॉर्फिन्स स्रवतात, ज्यामुळे मन प्रसन्न राहते.

आतड्यांचे आरोग्य आणि हार्मोन्स

आतड्याचे आरोग्य आपल्या शरीरातील हार्मोन्सशी संबंधित आहे. आतड्यांमधील बॅक्टेरिया आणि इतर घटक हार्मोन्सचे उत्पादन नियंत्रित करतात. म्हणून आतडे निरोगी असतात तेव्हा आपले हार्मोन्स संतुलित राहतात आणि याचा शारीरिक व मानसिक स्वास्थ्यावर परिणाम होतो.

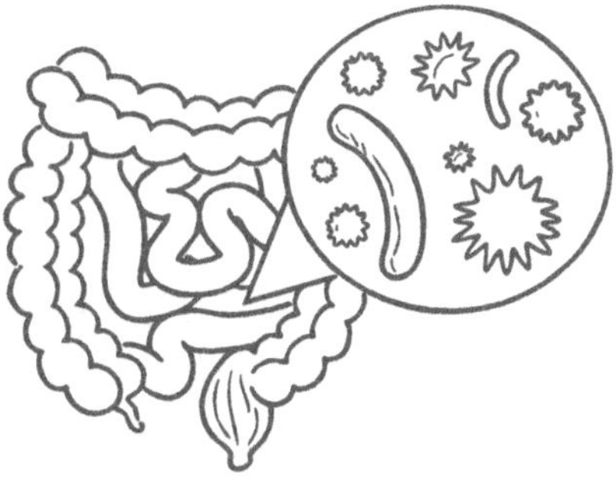

- **इन्सुलिन हार्मोन :** आतड्यांचे आरोग्य इन्सुलिन हार्मोनच्या कार्यावर परिणाम करते. आतड्याचे कार्य चांगले असेल तर इन्सुलिनची कार्यक्षमता वाढते, जे रक्तशर्करेचे प्रमाण नियंत्रित ठेवते.
- **कॉर्टिसोल हार्मोन :** तणावामुळे कॉर्टिसोल हार्मोन वाढतो, ज्याचा आतड्याच्या कार्यावर नकारात्मक परिणाम होतो. यामुळे पचनतंत्रावर वाईट परिणाम होऊ शकतो.
- **सेरोटोनिन हार्मोन** : सेरोटोनिन हा आनंदाचा हार्मोन आहे. ९० टक्के सेरोटोनिन आतड्यात तयार होते, त्यामुळे आतडे चांगले असले तरी मानसिक आरोग्य सुधारते.
- **आतड्यांतील बॅक्टेरियांचा प्रभाव :** आतड्यांतील चांगल्या बॅक्टेरियांचे असंतुलन हार्मोन्सच्या कार्यावर परिणाम करू शकते. यामुळे वजन वाढणे, तणाव, आणि मूड स्विंग होऊ शकतात.

- **अधिवृद्धि हार्मोन (Estrogen) :** स्त्री हार्मोन इस्ट्रोजन आतड्यावर परिणाम करू शकतो. हार्मोनल बदलांसोबतच आतड्याला सूज किंवा पचनाची समस्या उद्‌भवू शकते.
- **थायरॉईड हार्मोन :** थायरॉईड हार्मोन आतड्याच्या कार्यावर थेट परिणाम करतो. थायरॉईड ग्रंथी कमी सक्रिय किंवा अति सक्रिय असेल तर आतड्याशी संबंधित समस्यांचा सामना करावा लागू शकतो.
- **लेप्टिन हार्मोन :** आतड्यांतील बॅक्टेरियांचे असंतुलन लेप्टिन हार्मोनच्या कार्यावर परिणाम करू शकते. आतड्यांचे आरोग्य बिघडल्यास शरीराला जास्त भूक लागू शकते, ज्यामुळे वजन वाढू शकते. आतड्यांचे आरोग्य चांगले राखल्याने लेप्टिनची कार्य करण्याची क्षमता सुधारते आणि याचा थेट फायदा शरीराचे वजन नियंत्रणात राहण्यास होतो.
- **ग्रेलिन हार्मोन :** ग्रेलिन हार्मोन आणि आतडे यांचा पचनतंत्राशी थेट संबंध आहे. ग्रेलिन हार्मोन शरीरात भूक निर्माण करतो आणि आतड्याच्या कार्यावर त्याचा परिणाम होतो. ग्रेलिन हा 'भूक हार्मोन' म्हणून ओळखला जातो. हे हार्मोन आतड्यात तयार होते आणि पोटात थोडे अन्न असताना भूक वाढवते, ज्यामुळे शरीर अन्नासाठी सिग्नल पाठवते.

आतड्याचे आरोग्य खूप महत्त्वाचे आहे आणि यासाठी चांगला आहार, नियमित व्यायाम, आणि जीवनशैलीतील साध्या बदलांनी त्याचे आरोग्य सुधारू शकते. यामुळे आपली पचनसंस्था, मानसिक स्वास्थ्य आणि शारीरिक आरोग्य सुधारते. म्हणून आतडे निरोगी ठेवण्यासाठी आपल्याला आपली जीवनशैली सुधारण्याची आवश्यकता आहे.

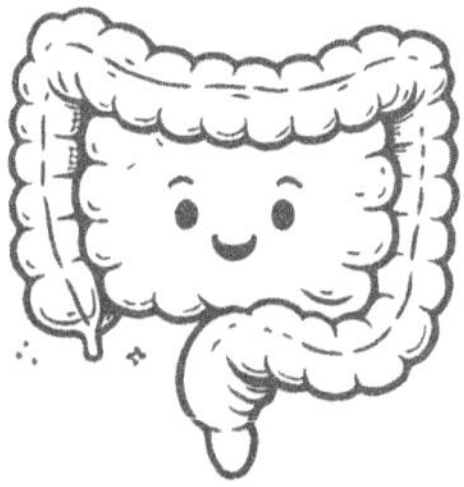

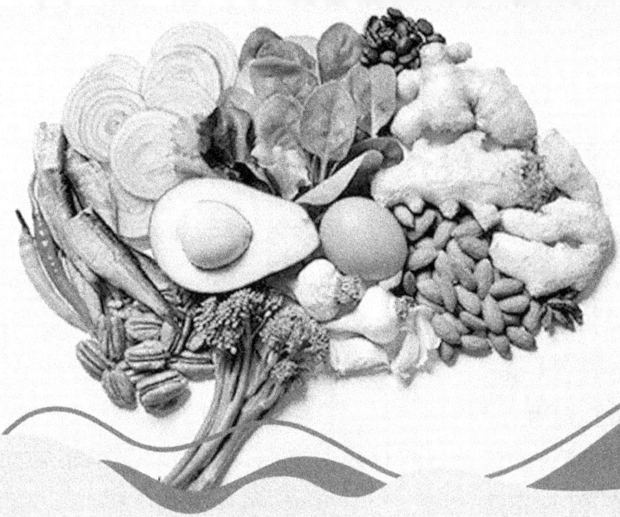

२.८

मेंदूला द्या असा खुराक!

‘जरा मेंदूचा वापर करा!’, ‘मेंदूला ताण द्या!’, ‘थोडं डोकं वापरा!’... ही वाक्यं आपण नेहमी वापरतो. परंतु मेंदूकडून ही अपेक्षा पूर्ण होण्यासाठी तो तल्लख हवा. त्यासाठी आपल्याला त्याला चांगला खुराक अर्थात पौष्टिक आहार द्यायला हवा. तुम्ही म्हणाल... मेंदूसाठी काही वेगळा आहार असतो का? तर, मेंदूसाठी असा वेगळा आहार नाही; परंतु आपण घेतो त्या आहारात मेंदूला आवश्यक असणारी पोषणमूल्ये असायला हवीत, याची काळजी मात्र आपल्याला घ्यायला हवी. मेंदूच्या कार्यक्षमतेसाठी लागणारी ऊर्जा आहारातून मिळत असते. म्हणून असा आहार कोणता? हे आपण पाहणार आहोत.

१. ओमेगा-3 फॅटी ॲसिडचे प्रमाण जास्त असलेले पदार्थ मेंदूच्या कार्यासाठी चांगले आहेत. कारण ते मेंदूसाठी आवश्यक असतात, म्हणून अशा पदार्थांचा तुम्हांला आहारात समावेश करता येईल.

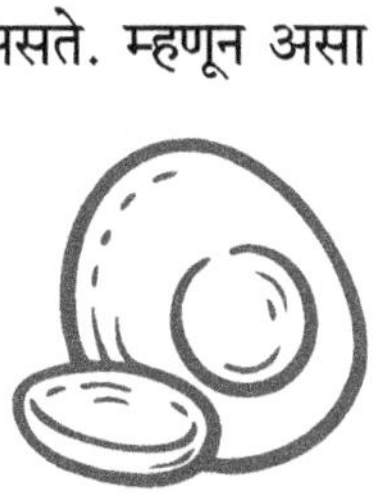

२. **अंडी :** अंड्यामध्ये असलेल्या नैसर्गिक मल्टीव्हिटॅमिनमुळे मेंदूचे कार्य, समन्वय आणि स्मरणशक्ती सुधारतेच; शिवाय, त्याचे कार्य चांगले चालण्यासाठी मदत मिळते.

३. **सीफूड :** सीफूडमध्ये ओमेगा-३ चे प्रमाण जास्त असते. तसेच मेंदूच्या आरोग्यासाठी महत्त्वाची भूमिका बजावणारे आवश्यक फॅट्ससुद्धा यामध्ये असतात. याला जवस किंवा अक्रोड हा शाकाहारी पर्याय असू शकतो. वृद्धापकाळात स्मृतिक्षय, अल्झायमर्स यांसारखे आजार होऊ नयेत म्हणून जवसाचे तेल, फिश ऑइल, अक्रोड यांचा आहारात समावेश केल्यास त्याची तीव्रता कमी होते. ऑलिव्ह ऑइलसुद्धा फायदेशीर आहे; पण त्याचे प्रमाण योग्य ठेवावे.

४. **हिरव्या भाज्या :** मेंदूचे कार्य चांगले चालण्याबरोबरच संपूर्ण शरीराचे आरोग्य सुधारण्यासाठी हिरव्या भाज्यांची मदत मिळते.

५. **बीट :** बीटमध्ये असलेल्या नायट्रिक ऑक्साईडमुळे रक्तप्रवाह सुधारतो. तसेच मेंदूच्या कार्यास प्रोत्साहन मिळते.

६. **अव्होकाडो :** अव्होकाडोमध्ये ल्युटीन मुबलक प्रमाणात असते. मेंदूच्या कार्यावर ल्युटीनचा खूप चांगला प्रभाव पडतो.

७. **बेरी :** बेरीजच्या सेवनाने मानसिक कार्यक्षमता वाढण्यास मदत होते, तसेच मेंदूमधील रक्तपुरवठा वाढतो.

८. **डार्क चॉकलेट :** डार्क चॉकलेटच्या सेवनाने मानसिक थकवा दूर होतो, मेंदूला होणारा रक्तपुरवठा सुधारतो, तसेच स्मरणशक्ती वाढू शकते.

९. **नट्स :** नट्समध्ये फॅट, प्रथिने आणि फायबर अतिशय चांगल्या प्रमाणात असते. यामुळे मेंदूला आणि शरीराला चांगल्या प्रमाणात ऊर्जा मिळते.

१०. **लिंबूवर्गीय फळे :** लिंबूवर्गीय फळांमध्ये फ्लेव्होनॉइड्सचे प्रमाण जास्त असते. म्हणून ही फळे खाल्ल्याने आपली स्मरणशक्ती वाढते.

११. कृत्रिम रंग घातलेले पदार्थ, इसेन्स, कोलायुक्त पेय, अजिनोमोटो, पांढरा ब्रेड, भरपूर साखर घातलेली पेयं आदी कृत्रिम पदार्थ टाळावेत.

१२. **मेंदूसाठी काही महत्त्वाचे खाद्यपदार्थ :** मासे विशेषतः रावस, जवस, अक्रोड, ऑलिव्ह ऑइल, ओमेगा फॅटी ॲसिड्स, जीवनसत्त्व बी, सूर्यफुलाच्या बिया, सोयाबीन, ग्रीन टी, बदाम, टोमॅटो, ब्रोकोली, पालक.

मेंदू तल्लख ठेवण्यासाठी नियमित व्यायाम, पुरेसा आराम आवश्यक असतो.

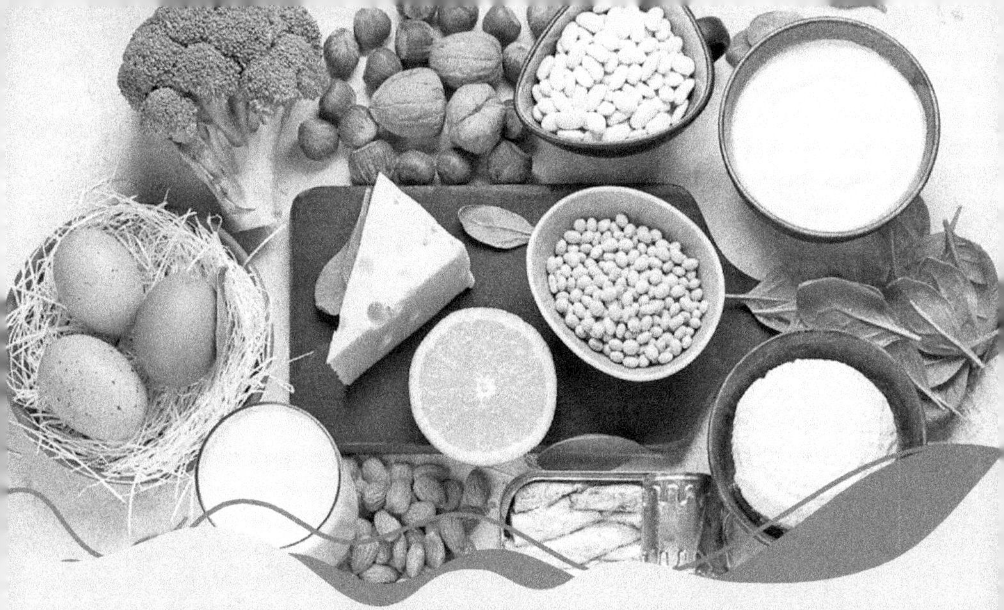

२.९
मजबूत हाडांसाठी आहार

आजकाल छोटासा जरी अपघात झाला, घरात किंवा बाहेर घसरून पडलो किंवा जोरदार धक्का बसला तरी हाड फ्रॅक्चर झाल्याचे डॉक्टर सांगतात. मग हे दुखणे चांगले सहा-आठ महिने पुरते. यावर घरातील वडीलधारी म्हणतात, ''काय तुम्ही आजकालची प! थोडं काही झालं तरी तुमची हाडं मोडतात. आम्ही बघा... लहानपणी दररोज दूध प्यायचो, खारका खायचो, शेंगदाणे खायचो मस्त सकाळचं कोवळ ऊन खायचो... तुम्ही काय करता?''

हेही बरोबरच आहे. हाडं मजबूत राहण्यासाठी खरंच आपण योग्य आहार घेतो का? तर, उत्तर 'नाही' असेच येते. संतुलित आहार घेण्याचे प्रमाण कमी झाले, फास्ट फूड वाढले, तसे हाडांच्या मजबुतीसाठी आवश्यक असणारे अन्नघटक आपल्या आहारात वाढवायला हवेत. मग, काय आहेत हे घटक ते आपण आता पाहू या.

१. सगळ्यांत महत्त्वाचे म्हणजे, आपली हाडे निरोगी ठेवण्यासाठी प्रामुख्याने पुरेसे कॅल्शियम आणि व्हिटॅमिन डी आवश्यक असते.

२. कॅल्शियम हे हाडांसाठी आवश्यक जीवनसत्त्व आहे. सामान्य परिस्थितीत, प्रौढांना दररोज १००० मिलीग्रॅम कॅल्शियमची आवश्यकता असते. दूध, चीज आणि इतर दुग्धजन्य पदार्थ, हिरव्या पालेभाज्या (पालक, ब्रोकोली, कोबी आणि भेंडी), सोयाबीन, मासे हे कॅल्शियमचे उत्तम स्रोत आहेत. त्यांचा आहारात नियमितपणे समावेश असावा.

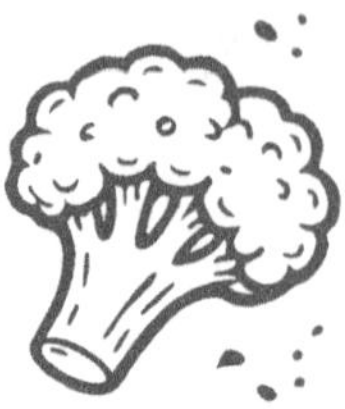

३. सहज उपलब्ध होणारी केळी हा मॅग्नेशियमचा सर्वोत्तम स्रोत आहे. मॅग्नेशियम हे हाडांच्या आणि दातांच्या संरचनेसाठी आवश्यक असणारे जीवनसत्त्व आहे. कमकुवत हाडांची समस्या दूर करण्यासाठी दररोज एका केळ्याचे सेवन हा प्रभावी उपाय ठरू शकतो.

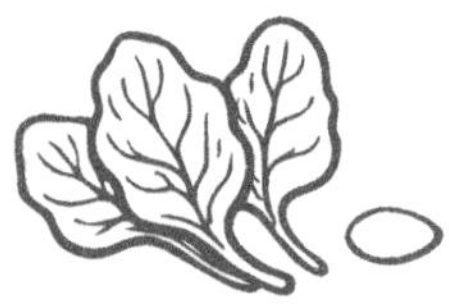

४. कॅल्शियम भरपूर असलेल्या हिरव्या पालेभाज्या दात आणि हाडे मजबूत ठेवण्यात मदत करतात. एक कप उकडलेली पालकाची भाजी आपल्या शरीराच्या दैनंदिन गरजेच्या २५ टक्के कॅल्शियम पुरवू शकते. फायबरसमृद्ध पालकाच्या पानांमध्ये व्हिटॅमिन ए आणि लोह हेदेखील मुबलक प्रमाणात असते. ज्यामुळे आपल्या शरीराला आणि हाडांना चांगले पोषण मिळू शकते.

५. सुकामेव्यात भरपूर कॅल्शियम असते; त्याचबरोबर त्यात मॅग्नेशियम आणि फॉस्फरसदेखील असतात, जे निरोगी हाडांसाठी आवश्यक असतात. हाडांमध्ये कॅल्शियम शोषण्यास मॅग्नेशियम मदत करते. जर तुम्हांला तुमच्या वयानुसार हाडे मजबूत ठेवायची असतील, तर सुकामेवा चांगले पोषण देऊ शकतात. (दररोज पाच ते सात) बदाम आणि अक्रोड खाण्याचा चांगला फायदा होतो.

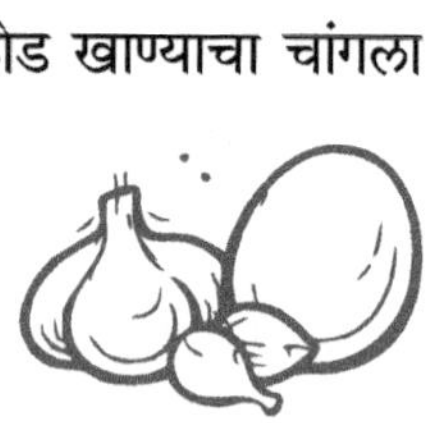

६. दूध, दही आणि चीज यांसारख्या दुधजन्य पदार्थांमध्ये कॅल्शियम भरपूर प्रमाणात आढळते. ते हाडांच्या मजबुतीसाठी आणि संरचनेसाठी सर्वांत महत्त्वाचे असे जीवनसत्त्व आहे. एक कप दूध आणि एक कप दही हे कॅल्शियमचे उत्तम स्रोत आहेत. म्हणून तुम्ही सकाळी दह्याचे ताक करून आणि रात्री झोपताना एक कप दूध घेऊ शकता.

७. संत्र्यामध्ये जर्दाळू, किवी यांसारख्या फळांमध्ये कॅल्शियम आणि व्हिटॅमिन डीचे प्रमाण चांगले असते, ज्यामुळे हाडे मजबूत होण्यास मदत होते. संत्र्याच्या ज्यूसचे नियमित सेवन केल्यास ऑस्टिओपोरोसिसचा धोकाही काही प्रमाणात कमी होऊ शकतो.
८. मजबूत हाडांसाठी व्हिटॅमिन डी आवश्यक असते. सूर्यप्रकाशातून आपल्याला हे जीवनसत्त्व मिळू शकते. यासाठी पहाटेच्या कोवळ्या उन्हात चालणे हा एक उत्तम पर्याय असू शकतो. दररोज उन्हात बसून आपण सूर्यप्रकाशातून व्हिटॅमिन डी मिळवू शकतो. बाजारात व्हिटॅमिन डी असलेली औषधेदेखील उपलब्ध आहेत, परंतु ती डॉक्टरांच्या सल्ल्यानेच घ्यावीत.

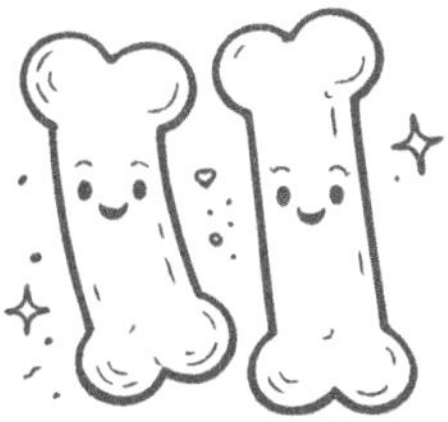

जर तुम्ही लहानपणापासूनच संतुलित आहार घेण्याची सवय लावली तर हाडे मजबूत राहतात. कोविडनंतर खुबा दुखणे, तसेच हाडांच्या आजारांचे प्रमाण वाढले आहे. म्हणून कोणतेही औषध घेण्यापूर्वी डॉक्टरांचा सल्ला घ्यावा. योग्य आहार आणि नियमित व्यायाम तुमच्या हाडांना आयुष्यभर नक्कीच आधार देईल, हे नक्की!

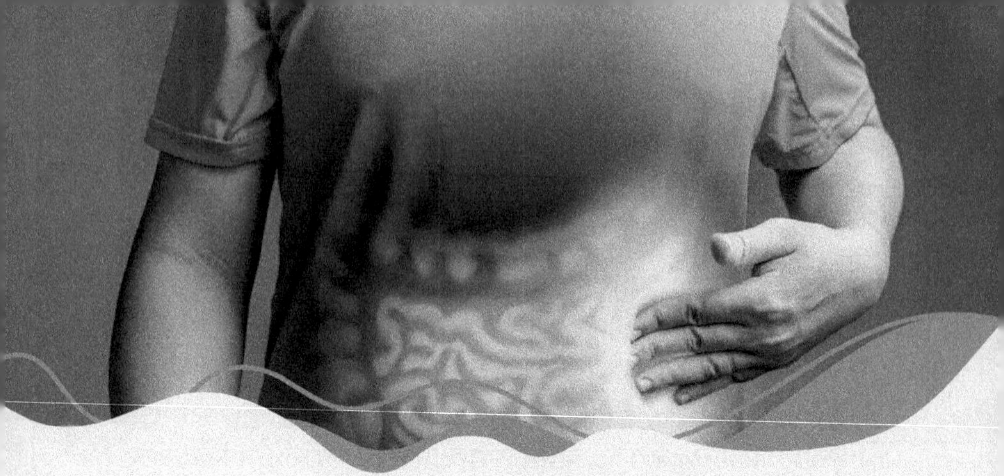

२.१०

कशासाठी पोटासाठी...!

आजकाल 'वर्किंग क्लास' म्हणजेच वय २१ ते ४० वयोगटातील व्यक्तींमध्ये चर्चेचे विषय असतात : आज शेअर बाजारात कोणता शेअर पडला... राजकारण कसं वाईट होत चाललंय... गृहकर्ज कोणाचं स्वस्त आहे.... हो, हो... हे सगळं तर सुरू असतंच; पण यापेक्षाही अधिक चर्चा असते, ती म्हणजे 'यार! रात्री झोप नाही झाली... खूप ॲसिडिटी वाढलीय... पोट कसं डब्ब झालंय... काही खायची इच्छा होत नाहीये, ...'

'पोटासाठी कष्ट करावे लागतात!', असं आपण अगदी सहज म्हणत असतो. परंतु किती जण आपल्या पोटाच्या आरोग्याकडे लक्ष देतात... त्याला काय हवं-नको, त्यावर किती ताण द्यायचा, याचा विचार करतात? पोटासाठी करताना तुमचे आरोग्यच ठीक नसेल तर काय अर्थ आहे! म्हणूनच, आज आपण पोटाच्या तक्रारींबाबत जाणून घेणार आहोत.

आता, पोट म्हटलं की आधी येतं ते खाणं, म्हणजेच आपला आहार. आहार किंवा आपलं खाणं-पिणं संपूर्ण शरीराचे मूळ आहे. म्हणूनच, मी नेहमी सांगत असते – 'आहार हेच औषध'. परंतु, या आहाराकडे आपण नुसतं औषध म्हणून न पाहता त्याला जीवनशैलीचा एक भाग बनवायला हवा. आपल्या शरीराला मानवणारा, पचणारा आणि ऊर्जा वाढवणारा आहार कधीही चांगला, हे कायम

लक्षात ठेवा! पोटाला केंद्रस्थानी ठेवून आपल्या आहाराची साखळी तयार केली तर तुम्ही निरोगी राहालच; शिवाय आजारांना दूर ठेवून आरोग्यपूर्ण जीवन जगू शकाल. परत तेच आठवा... 'हे करतोय ते कशासाठी हो!'

आपल्याला कारणं द्यायला खूप आवडतात. मला इतके काम असते... टार्गेट असतात... जेवायला आणि व्यायामालाही पुरेसा वेळ मिळत नाही. परंतु यातून तुम्हांला मार्ग काढावाच लागेल!

बदलत्या जीवनशैलीमुळे खाणे-पिणे, झोप, मानसिक स्वास्थ्य आणि आरोग्य यावर दुष्परिणाम होतात. पोटाच्या लहानसहान तक्रारी सुरू होतात आणि मग आपण दुष्टचक्रात अडकतो. जंक फूडचे सेवन, खाण्या-पिण्याच्या चुकीच्या सवयी, व्यायामाचा अभाव, अपुरी झोप, बैठे काम अशा जीवनशैलीमुळे पोटासंबंधित तक्रारींमध्ये वाढ होत असल्याचे दिसून येते. तरुणांमध्ये अशा विकारांचे प्रमाण अधिक आहे. पचनक्रिया चांगली नसेल तर बद्धकोष्ठता, आतड्यांतील जळजळ (इरिटेबल बॉवेल सिंड्रोम) किंवा पित्त (ॲसिडिटी) असे आजार होऊ शकतात.

पोटाचे आजार होणाऱ्यांमध्ये १८ ते ४० वर्षे वयोगटातील व्यक्तींचा समावेश अधिक आहे. चहा-कॉफी-मद्य यांच्या अतिसेवनामुळे पचनक्रियेसंबंधी विकारांमध्ये वाढ होत आहे. चयापचय प्रक्रियेत व्यत्यय, चुकीचा आहार, मानसिक ताणाव यांचा थेट परिणाम पचनक्रियेवर होताना दिसून येतो.

प्रौढांमध्येसुद्धा मोठ्या प्रमाणात पचनक्रियेसंबंधी आजार दिसून येतात. अपचन, गॅस आणि पोटफुगी अशा तक्रारींचा सामना उतारवयात करावा लागतो. वय झाले की सांध्यांची तसेच आतड्यांचीही हालचाल मंदावते. परिणामी, अन्नमार्गातून अन्न संथपणे पुढे सरकते; यामुळे पोट फुगल्यासारखे वाटते, पोट जड होते, आणि बद्धकोष्ठतेचा त्रास सुरू होतो. मंदावलेल्या हालचालींमुळे पोट किंवा जठर लवकर रिकामे होत नाही. त्यामुळे खाल्ल्यानंतर बराच वेळ झाला तरी पोट भरल्यासारखे वाटते आणि भूक लागत नाही.

आजकाल व्हॉट्स ॲप युनिव्हर्सिटीमुळे तज्ज्ञांची कमतरता नाही. त्यामुळे ऊठसूट गोळ्या घेतल्या जातात. काही जण तर ॲसिडिटी होऊ नये म्हणून दारू पिण्यापूर्वीच गोळ्या खातात, असेही रुग्णांकडून ऐकले आहे... आता बोला!

योग्य व वेळेत निदान न झाल्यास पोटाचे आजार बळावतात आणि मग मोठमोठ्या शस्त्रक्रिया आणि खर्च सोसावा लागतो. पोटाचे आजार बऱ्याच वेळा

रुग्णाच्या आणि डॉक्टरांच्याही उशिरा लक्षात येतात. त्यातही गैरसमज आणि निष्काळजीपणा यांमुळे शास्त्रशुद्ध आणि नेमके उपचार मिळण्यास विलंब होतो. त्यातून पुढे गुंतागुंत वाढते. पोट ठीक नसल्याची लक्षणे कोणती? तर, बद्धकोष्ठ, छातीत जळजळणे किंवा दुखणे, पोटात फुगवटा आणि वात येणे, उलटी येणे, पित्त, आतड्यातील जळजळ, पित्ताचा खडा, वारंवार शौचास जावे जाणे, अपूर्ण मलविसर्जन. यापैकी कोणताही त्रास तुम्हांला होत असेल तर आपले काहीतरी चुकत आहे, हे नक्की! त्यावर तातडीने तज्ज्ञ डॉक्टरांचा सल्ला घ्यावा; त्याचबरोबर खाण्याच्या सवयी बदलाव्यात.

हे टाळण्यासाठी भरपूर पाणी प्या. पेलाभर पाण्यात बारीक किसलेले आले घालून ते उकळून घ्यावे. हे पाणी थंड झाल्यावर त्याचे सेवन आराम देते.

केळं आणि हिरव्या पालेभाज्या यांमध्ये अधिक प्रमाणात फायबर असल्याने बद्धकोष्ठासारखी समस्या उद्भवत नाही. पचनासंबंधी तक्रारीही दूर होतात. ताज्या आणि स्वच्छ भाज्या भरपूर खा. तुम्ही जितकी अधिक फायबरयुक्त फळे आणि भाज्या यांचे सेवन कराल तितके पोटाचे आरोग्य चांगले राहील. यामुळे पोट लवकर साफ होईल आणि आतडेसुद्धा निरोगी राहण्यास मदत होईल. प्रोबायोटिक्स आणि प्रीबायोटिक्स असलेले पदार्थ खा. ते पोटातील सूक्ष्मजंतूंना आधार देतात. दही, ब्लूबेरी, संपूर्ण धान्य, बिया, भाज्या, फळे यांचा त्यात समावेश होतो.

ब्रोकोली, पालक अशा हिरव्या पालेभाज्यांमध्ये खनिजे, जीवनसत्त्वे, आहारातील फायबर, लोह मुबलक प्रमाणात असतात. त्यांचे अधिक सेवन केल्यास पोटाचे आरोग्य दीर्घ काळ टिकते. फायबर, हिरव्या भाज्यांचे अधिक सेवन केल्याने आतड्याचा एक चांगला आणि निरोगी मायक्रोबायोम विकसित होतो.

फळांमध्ये अंजीरामधले प्रोटीन पचनास उपयुक्त ठरते. पुदिना पचनक्रिया सुधारण्यास मदत करते. पुदिन्याची चटणी किंवा पाने खाल्ली तरी उपयोग होतो.

गॅसच्या समस्येवर जिरे गुणकारी आहेत. सकाळी उपाशीपोटी थोडीशी जिरे पावडर घ्या आणि मस्त ताक प्या. थोडेसे मेथीदाणे, हळद, हिंग, जिरे एकत्र करून चूर्ण तयार करून ठेवा. जेवण झाल्यानंतर हे चूर्ण ताकात टाकून घ्या. गॅस आणि ॲसिडिटीची समस्या कमी होतात.

सर्वांत महत्त्वाचे म्हणजे, नियमित कोणतातरी व्यायाम करा. पोटासाठी इतके तर नक्कीच करायला काही हरकत नाही!

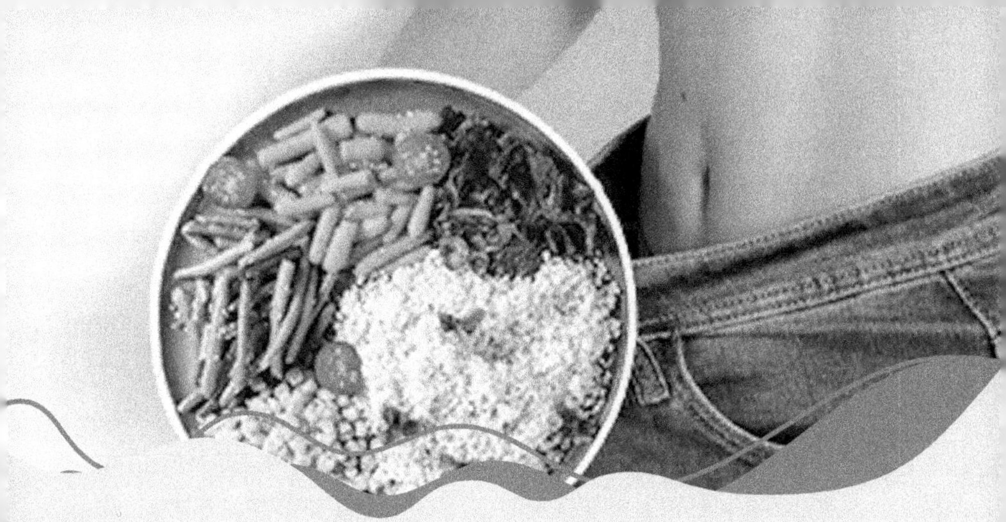

२.११

पोटाचा घेर या आहारामुळे होतो कमी!

पोटावर वाढलेली चरबी किंवा बेली फॅट ही समस्या आजकाल खूप वाढलेली दिसते. व्यायाम करून आणि आहार कमी करूनही पोटावरील चरबी कमी होत नसल्याची तक्रार अनेक जण करतात. भारतातील महिला आणि पुरुषांमध्ये पोटाचा वाढलेला घेर ही समस्या मोठ्या प्रमाणावर आढळते. योग्य आहाराद्वारे पोटावरील चरबी कमी करणे शक्य आहे.

यासाठी आपल्या आहारात कोणत्या घटकपदार्थांचा समावेश करावा, ते पाहू.

१. वजन कमी करण्यासाठी प्रोटीन हे सर्वांत महत्त्वाचे मायक्रोन्यूट्रिएंट मानले जाते. प्रोटीनमुळे मेटाबॉलिझम बूस्ट होते, ज्यामुळे जेवण लवकर पचण्यास मदत होते. नियमितपणे प्रोटीनयुक्त पदार्थ खाल्ले तर भूक नियंत्रणात राहते.

२. जेवणात आपल्याकडे कार्बोहाइड्रेट जास्त खाल्ली जातात. त्याचे सेवन कमी केल्यास कमी भूक लागते, त्यामुळे वजन नियंत्रणात राहू शकते. दररोज फक्त ५० ग्रॅम कार्बोहायड्रेट सेवन केल्यास तुमचे वजन वेगाने कमी होऊ शकते.

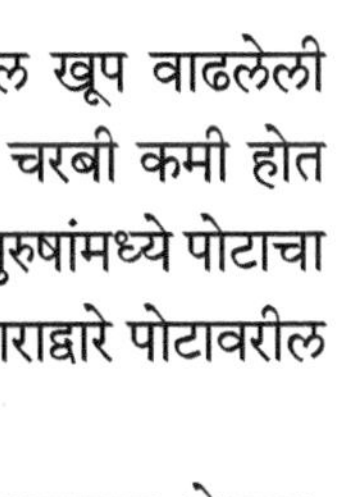

३. वजन कमी करण्यासाठी आहारात फायबरयुक्त पदार्थांचा समावेश करा. फायबरचे सेवन केल्याने पचनक्रिया

व्यवस्थित काम करते आणि शरीर निरोगी राहते. फळांमध्ये फायबरचे प्रमाण जास्त असते. पावसाळ्यात डाळिंब, चेरी, पेरू, सफरचंद अशी फळे खा.

४. प्रत्येक खाद्यपदार्थात वेगवेगळ्या प्रमाणात कॅलरी असतात. म्हणून वजन कमी करायचे असेल तर प्रत्येक पदार्थाबरोबर शरीरात किती कॅलरी जात आहेत यावर लक्ष ठेवा. जंक फूड टाळा.

५. कॅल्शियम आणि प्रोटीनने भरपूर असलेले दही वजन कमी करण्यास मदत करते. यासोबतच शरीरातील प्रथिनांचे प्रमाणही नियंत्रित ठेवते. अशा स्थितीत ज्यांना पोटाची चरबी कमी करायची आहे, ते या नाश्त्यात किंवा दुपारच्या जेवणात हे फायबर आणि प्रोटीनयुक्त दही समाविष्ट करू शकतात.

६. उपमा नाश्त्यासाठी खूप फायदेशीर मानली जातो. उपमामध्ये असलेले सिमोलिना तत्त्व वजन नियंत्रित करण्यास मदत करते. तसेच ते चांगले कोलेस्ट्रॉलदेखील वाढवते. मात्र, उपमा नेहमी कमी तेलात बनवा, त्यात आवडीप्रमाणे टोमॅटो, कांदा, गाजर, मटार वापरू शकता.

७. पाचक फायबरव्यतिरिक्त, मूग डाळ चिलामध्ये लक्षणीय प्रमाणात प्रोटीन असते. नाश्त्यासाठी हा एक अतिशय आरोग्यदायी पर्याय मानला जातो. त्यात असलेले फायबर पोटाची चरबी कमी करण्यास मदत करते.

८. अंडी खाणे फायदेशीर आहे. अंड्यांमध्ये कार्बोहायड्रेट्स आणि फॅटचे प्रमाण खूपच कमी असते. तसेच, ते पोट दीर्घ काळ भरलेले ठेवते, ज्यामुळे पोटावरील चरबी कमी होण्यास मदत होते.

९. पाण्यात जिरे उकळून आणि गाळून ते कोमट पाणी प्यायल्यास पोटावरील चरबी कमी होण्यास मदत होते.

१०. आहारासोबत पोटावरील चरबी कमी करण्यासाठी व्यायाम आवश्यक आहे. त्यासाठीचे व्यायाम तज्ज्ञांच्या मार्गदर्शनाने करू शकता. पोटावरील चरबी कमी करण्याचे अनेक प्रकारचे व्यायाम आहेत. त्यांचा अभ्यास करून असे व्यायाम नियमितपणे केले पाहिजेत.

कोणत्याही गोष्टीत सातत्य महत्त्वाचे आहे. योग्य आहार आणि व्यायाम यांच्यात सातत्य राखले तर पोटाची चरबी निश्चितच कमी होईल.

विभाग तिसरा

आजार आणि आहार

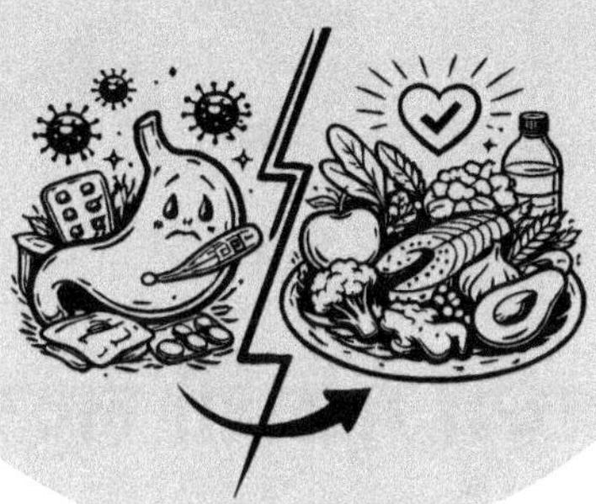

आपण 'आहार हेच औषध आहे' हे ब्रीदवाक्य घेऊन काम करत आहोत. बिघडलेले शरीरचक्र जागेवर आणण्यासाठी योग्य आहार खूप महत्त्वाचा आहे. आहार योग्य असेल तर जीवनशैलीशी संबंधित अनेक आजार सहज बरे होतात, अशी अनेक उदाहरणे आपल्याकडे आहेत.

मधुमेह, उच्च रक्तदाब, थायरॉईड, सांधेदुखी, त्वचेशी संबंधित आजार, पीसीओडी असे कित्येक आजार आटोक्यात ठेवण्याचे काम फक्त संतुलित आहाराने केले आहे. त्याबद्दल सविस्तर जाणून घेऊ!

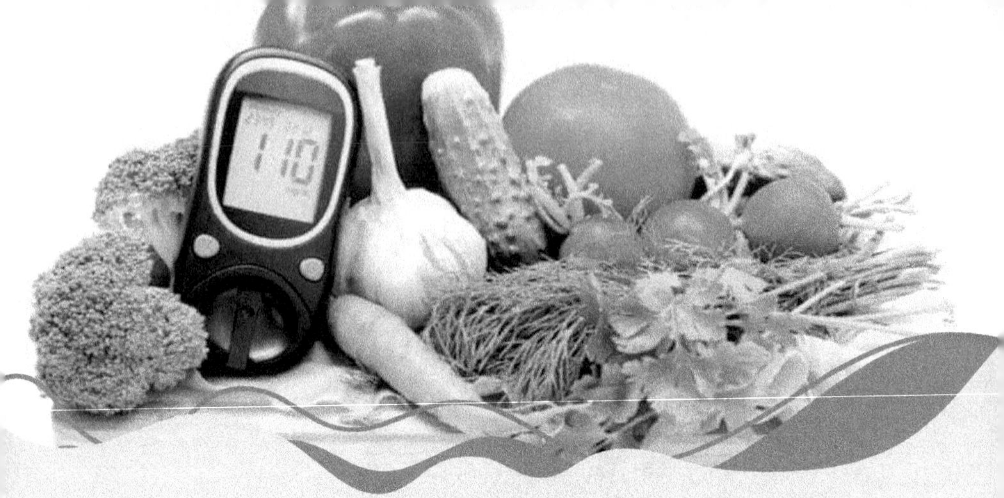

३.१

मधुमेहाच्या मुळाशी लठ्ठपणाच! हे करा बदल

जेव्हा मधुमेह किंवा रक्तशर्करा हा विषय येतो तेव्हा चर्चा होते ती योग्य आहार आणि आहार व्यवस्थापनाची. कारण मधुमेह नियंत्रणात ठेवण्यासाठी जशी औषधे महत्त्वाची असतात, तसेच योग्य आहारदेखील महत्त्वाचा असतो. हा आहार कसा असावा आणि मधुमेहाच्या मुळाशी लठ्ठपणा कसा कारणीभूत आहे, हे आपण पाहू.

जसजसे माणसाचे जीवन आधुनिक होत चालले आहे तसतसे त्यांची जीवनशैली बदलत आहे. खाण्याच्या चुकीच्या पद्धती, दैनंदिन बैठे काम आणि व्यायामाचा अभाव या सगळ्यांची गोळाबेरीज म्हणजे लठ्ठपणा!

शरीर स्थूल झाले की त्यानंतर येणारा मुख्य आजार म्हणजे मधुमेह. मधुमेह आनुवंशिक असलेल्या लोकांमध्ये स्थूलतेमुळे तो कमी वयात होतो. तरुण पिढीमध्ये अभ्यास, कामाचे स्वरूप, कमी झोप, व्यायामाचा अभाव, फास्ट फूड या सगळ्यांचा दुष्परिणाम म्हणजे लहान वयात होणारा मधुमेह.

रुग्ण अनेकदा असा प्रश्न विचारतात, की लठ्ठपणा आणि मधुमेहाचा काय संबंध आहे? या मागचे शास्त्रीय कारण असे आहे की, वजन वाढले की शरीरात हार्मोनल बदल घडत जातात; ज्यामुळे शरीरात तयार झालेले इन्सुलिन, बीटा सेल्स

व आपली पंचनसंस्था यांच्यावर पचनाचा खूप भार पडतो. कालांतराने थकल्याने त्या काम करू शकत नाहीत. आणि मग हळूहळू रक्तातीत साखर वाढते. याला 'इन्सुलिन रेझिस्टन्स' असे म्हणतात, ज्यामुळे मधुमेह होतो.

याचाच आणखी एक प्रकार म्हणजे रक्तातील चरबीचे प्रमाण वाढल्यामुळे किंवा मद्यपान केल्याने स्वादुपिंडाला सूज येऊन त्याची कार्यक्षमता कमी होत जाते. परिणामी, मधुमेह होतो. लहान वयात शरीराला पुरेसा व्यायाम मिळाला नाही तर स्थूलता येऊन साधारण २५ ते ३५ या वयातच मधुमेह होतो.

खरेतर लठ्ठपणा आला की त्या मागोमाग मधुमेह आणि सोबत हृदयरोगाचा आजार येणारच! या आजारामुळे रुग्णाला आणखीही बऱ्याच प्रकारचे त्रास होण्याची शक्यतादेखील नाकारता येत नाही. या वेळी रुग्णाने डॉक्टरांच्या सल्ल्यानुसारच उपचार घेऊन दिलेली पथ्ये पाळावीत. मधुमेहामध्ये शरीरातील रक्तातील साखर नियंत्रित करायची क्षमता कमी होते. म्हणून रक्तातील साखर वाढते. त्यात वजन जास्त असले आणि साखर व कर्बोदके जास्त प्रमाणात असलेले पदार्थ खायची सवय असेल तर रक्तातील साखर नियंत्रणात राहत नाही. यामुळे मधुमेह होतो. रुग्णाला एचबीए१सी (HBA1C) चाचणी करायला सांगितली जाते. एचबीए१सी म्हणजे तीन महिन्यांची सरासरी साखर. त्यातील पातळीनुसार रुग्णाला आहारात बदल करण्याचा सल्ला दिला जातो.

सामान्य A1C पातळी ५.७% पेक्षा कमी आहे, ५.७% ते ६.४% पातळी डायबेटिस दर्शवते आणि ६.५% किंवा त्याहून अधिक पातळी मधुमेह दर्शवते. म्हणजेच, प्रीडायबेटिस किंवा डायबेटिस असेल तर योग्य आहार व नियमित व्यायाम करणे आवश्यक आहे.

योग्य आहारच ठेवतो मधुमेहाला नियंत्रित

मधुमेह झपाट्याने वाढत आहे; याला जीवनशैली, आनुवंशिकता जेवढी जबाबदार आहे, तेवढाच आहारही जबाबदार आहे. त्यामुळे मधुमेहींनी इतर उपायांबरोबर योग्य आहार घेणेही तेवढेच महत्त्वाचे आहे. मधुमेही असो किंवा सामान्य व्यक्ती, शरीराच्या चांगल्या कार्यासाठी प्रथिने, खनिजे, जीवनसत्त्वे, आणि इतर सर्व पोषक घटक आवश्यक असतात. परंतु मधुमेहींना सरसकट कर्बोदके कमी करण्याचा किंवा वगळण्याचा सल्ला दिला जातो.

अन्नामधील कार्बोहायड्रेट्सचे तीन मुख्य प्रकार आहेत : स्टार्च, साखर आणि फायबर. मधुमेहींसाठी स्टार्च आणि साखर ही सर्वांत मोठी समस्या आहे. कारण शरीर त्यांचे रूपांतर ग्लुकोजमध्ये करते; शरीराद्वारे लवकर शोषले जातात आणि ग्लुकोजमध्ये रूपांतरित होतात; रक्तातील साखर वाढते.

दररोज खाल्ल्या जाणाऱ्या काही पदार्थांमध्ये कार्बोहायड्रेट भरपूर असतात, ज्यामुळे रक्तातील साखर वाढू शकते. त्यामुळे कोणते पदार्थ टाळावेत, हे पाहू.

१. **बटाटा :** बटाट्यामध्ये स्टार्च आणि कार्बोहायड्रेटचे प्रमाण सर्वाधिक असते. बटाट्याचा ग्लायसेमिक इंडेक्स १११ आहे, ज्यामुळे रक्तशर्करा पातळी अचानक वेगाने वाढू शकते. आपल्यापैकी अनेकांना बटाटे खायला आवडतात. परंतु अशा परिस्थितीत, एक सोपा उपाय म्हणजे फक्त बटाटे खाऊ नका. तुम्ही इतर भाजीतील बटाटा खाऊ शकता. परंतु बटाट्याची भजी, फ्रेंच फ्राईज, चिप्स खाल्ल्याने रक्तशर्करा वाढू शकते.

२. **मैदा :** मैद्यात जवळजवळ ७३.९% स्टार्च असते, तर जीवनसत्त्वे, खनिजे आणि फायबरचे प्रमाण कमी असते. मैद्यापासून बनवलेल्या कोणत्याही पदार्थांचे सेवन मधुमेहींसाठी हानिकारक ठरू शकते. मैद्याचा जास्त वापर केल्यास बद्धकोष्ठतेचा त्रास वाढू शकतो. मैद्याचा ग्लायसेमिक इंडेक्स खूप जास्त असतो. मधुमेह आणि लठ्ठपणा असलेल्या रुग्णांसाठी ते योग्य नाही.

३. **हाय फॅट मिल्क किंवा साय असलेले दूध :** म्हशीचे दूध टाळावे. गाईचे साय काढलेले दूध मधुमेहींसाठी योग्य ठरते. जास्त स्निग्ध पदार्थ टाळावेत.

४. **टरबूज किंवा कलिंगड :** हे फळ सर्वांच्या आवडीचे असते. यात भरपूर पाणी असते, तसेच यात साखरेचे प्रमाणही जास्त असते. ती साखर लगेच रक्तात मिसळते, त्यामुळे रक्तशर्करा लगेच वाढते.

५. **पास्ता :** सॉस, क्रीम, चीज आणि भरपूर बटर घालून पास्ता बनवला जातो. तो तुमच्या शरीराला एक हजार कॅलरीज, ७५ ग्रॅम फॅट आणि सुमारे १०० ग्रॅम कार्बोहायड्रेटस देतो पास्ता हा मैद्यापासून बनवलेला असतो, ज्यामुळे रक्तातील साखर वाढू शकते. यामुळे लठ्ठपणाचा धोकादेखील वाढतो.

६. **साखर :** साखरेपासून बनणाऱ्या जवळजवळ सर्वच गोड पदार्थांमध्ये प्रामुख्याने साखर आणि खराब कार्बोहायड्रेट्स घातलेले असतात. त्यात पौष्टिक मूल्ये कमी किंवा अजिबात नसतात, ज्यामुळे रक्तातील साखर वाढू

शकते. साखरेमुळे वजन वाढणे, हृदयविकार आणि स्ट्रोकचा धोकादेखील वाढतो. गूळ हा साखरेला पर्याय नाही!

७. **भात :** तांदळाचा ग्लायसेमिक इंडेक्स जास्त असतो, म्हणजेच ते रक्तातील साखर लवकर वाढवू शकते. म्हणून मधुमेहींनी कमीत कमी भात खावा.

८. **पांढरा ब्रेड :** पांढरा ब्रेड मैद्यापासून बनवला जातो, जो रिफाइंड स्टार्चने भरलेला असतो. हे घटक साखरेसारखे काम करतात आणि लवकर पचतात. यामुळे रक्तशर्करा पातळी वाढू शकते.

९. **रेड मीट :** मधुमेहींनी मांसाहार म्हणून लाल मांस, सॅलम टाळावे. आहारातील सॅच्युरेटेड फॅट्स हे रक्तशर्करा वाढवण्याचे काम करतात.

मधुमेहींसाठी उपयुक्त फळे

मधुमेही अनेकदा विचारतात, की कोणती फळे खावीत? त्याचे उत्तर आहे : साखर वाढवत नाही अशी फळे तुमच्यासाठी योग्य आहेत. तरीही काही फळे अशी आहेत, की ती मधुमेही खाऊ शकतात.

सर्वांना फळे खाणे आवडते आणि तो संतुलित आहाराचा एक भाग असल्याने मधुमेहाचे व्यवस्थापन करण्यासाठी त्याचा योग्य वापर करायला हवा.

फळांमधील फायबर साखरेचे शोषण कमी करते, त्यामुळे रक्तातील साखरेची पातळी स्थिर होते. फायबरयुक्त फळांचे नियमित सेवन केल्याने रक्तशर्करा पातळी नियंत्रित होते.

कार्बोहायड्रेट्स असलेले अन्न त्यांच्या ग्लायसेमिक इंडेक्सनुसार हळूहळू किंवा लवकर पचते. म्हणून मंद गतीने पचणारी फळे मधुमेहींसाठी योग्य असतात.

मधुमेहींसाठी उपयुक्त फळे

१. **जांभूळ :** जांभळामध्ये हायपोग्लायसेमिक गुणधर्म आहेत. त्याचे नियमित सेवन रक्तशर्करा ३० टक्के कमी करण्यासाठी फायदेशीर ठरते. जांभळाच्या बियांमध्ये अल्कलॉइड असतात, जे रक्तशर्करा कमी करण्यास मदत करतात. जांभूळ बियांची पावडर करून सेवन केल्याने मधुमेहाच्या समस्येपासून आराम मिळतो आणि रक्तशर्करा कमी होते.

२. **चेरी :** चेरीमध्ये चरबी कमी असते आणि ती व्हिटॅमिन सीचा चांगला स्रोत आहे. चेरीमध्ये अँटीऑक्सिडंट्सदेखील भरपूर असतात. चेरी इन्शुलिनचे उत्पादन वाढवण्यास मदत करते. चेरीचे सेवन रक्ताभिसरण निरोगी ठेवते.

३. **संत्री :** संत्री हे लिंबूवर्गीय फळ आहे, त्यात अनेक पोषक गुणधर्म आहेत. ते मधुमेहींसाठी फायदेशीर आहेत. ते हळूहळू पचत असल्याने रक्तशर्करा पातळी एकदम वाढत नाही. त्यात पाण्याचे प्रमाण जास्त असल्याने ते हायड्रेशनला प्रोत्साहन देते आणि पचनमार्गातून साखरेचे शोषण कमी करते, ज्यामुळे रक्तशर्करा पातळी नियंत्रित होण्यास मदत होते.

४. **सफरचंद :** फायबर, जीवनसत्त्वे आणि खनिजे यांसारख्या पोषक घटकांमुळे सफरचंद मधुमेहींसाठी फायदेशीर ठरू शकते. शिवाय, सफरचंद चघळून खाल्ल्याने लाळेचे प्रमाण वाढते.

५. **किवी :** किवी हे एक लहान हिरवे किंवा तपकिरी रंगाचे तंतुमय फळ आहे. त्यामध्ये व्हिटॅमिन सी असते. किवीमध्ये अँटिऑक्सिडंट्ससारखे एन्झाइम असतात. ते पचनाला मदत करतात. मधुमेहींना विविध समस्या असतात. त्यावर मात करण्यासाठी किवी हा सर्वोत्तम पर्याय आहे.

६. **पेरू :** हे एक फळ आहे जे वर्षभर उपलब्ध असते. पेरूमध्ये कमी ग्लायसेमिक इंडेक्स म्हणजेच GI असतो, जो साखर नियंत्रित करण्यास मदत करतो. पेरूमध्ये व्हिटॅमिन सी, व्हिटॅमिन ए, फोलेट, पोटॅशियम यांसारखे पोषक घटक असतात. पेरू हे मधुमेही आणि हृदयरोग्यांसाठी खूप चांगले फळ आहे.

७. **पीच :** पीचमध्ये फायबर असते. पीच खाल्ल्याने रक्तातील साखर नियंत्रित राहते. सुमारे १०० ग्रॅम पीचमध्ये १.६ ग्रॅम फायबर असते. उन्हाळ्यात बाजारात भरपूर पीच दिसतात. पीच हे पर्वतांमध्ये आढळणारे फळ आहे.

अशी फळे खा... भरपूर घाम निघेपर्यंत व्यायाम करा... तुमची रक्तशर्करा निश्चितच नियंत्रित राहील!

मधुमेहींसाठी साखरेऐवजी गूळ हा पर्याय आहे का?

मधुमेही रुग्ण, जे खाण्यावर नियंत्रण ठेवू शकत नाहीत, ते स्वतःहून काही पळवाटा शोधत असतात. याचे एक चांगले उदाहरण म्हणजे साखरेऐवजी गुळाचा वापर!

काही मधुमेही साखरेऐवजी गूळ खायला सुरुवात करतात. त्यांच्या मते, गूळ

खाल्ल्याने रक्तातील साखरेची पातळी वाढणार नाही. वस्तुस्थिती मात्र तशी नाही.

साखर म्हणजेच सुक्रोज ही फ्रुक्टोज आणि ग्लुकोज यांच्या मिश्रणाने बनलेली असते. साखरेचे सेवन केल्यावर, फ्रुक्टोज आणि ग्लुकोज आतड्यांमध्ये वेगळे होतात. त्यांचे पचन होते आणि ते रक्तात शोषले जातात. ही क्रिया पटकन होते, त्यामुळे ग्लुकोजची पातळी झपाट्याने वाढते.

गुळाच्या बाबतीतही असेच आहे. रासायनिकदृष्ट्या, गुळामध्ये ९० ते ९५ टक्के सुक्रोज आणि ग्लुकोज असते. म्हणून, आपण गूळ खाल्ला तरी शरीरातील साखरेची पातळी वाढणारच आहे. उच्च ग्लायसेमिक इंडेक्समुळे, मधुमेहींसाठी गूळ एक व्यवहार्य पर्याय असू शकत नाही. गूळ आणि साखर दोन्ही खाल्ल्याने तुमच्या रक्तातील साखरेच्या पातळीवर सारखाच परिणाम होतो.

याचाच अर्थ गूळ मधुमेहींसाठी साखरेइतकाच हानिकारक आहे.

- गुळामध्ये लोहाचे प्रमाण जास्त असते, असे सांगितले जाते.
- ते खरे आहे का? तर, नाही!
- लोहाची कमतरता असेल तर औषधाच्या स्वरूपात लोह देणे आवश्यक आहे.

नॅशनल इन्स्टिट्यूट ऑफ न्युट्रीशियन या संस्थेच्या मते,

लोह वाढण्यासाठी हिरव्या पालेभाज्या, डाळी, नट्स, कडधान्ये यांचा आहारात समावेश करायला हवा. राजगिऱ्यामध्ये तर भरपूर लोह असते. तसेच मांसाहारी पदार्थांमधूनही लोह मिळते. लोह मिळवण्यासाठी गूळ घेण्याऐवजी हे काही सोपे उपाय करू शकता.

थोडक्यात, मधुमेहींसाठी गूळ हा पर्याय असू शकत नाही!

- म्हणूनच, मधुमेहींनी गुळाचा चहा पिणे, गुळाचा लाडू खाणे, साखरेऐवजी गुळाचा शिरा खाणे अशा पळवाटा शोधणे चुकीचे आहे.
- तज्ज्ञ डॉक्टरांच्या किंवा आहारतज्ज्ञांच्या सल्ल्याने आपल्या आहाराचे योग्यरीत्या नियोजन करावे. योग्य आहार आणि व्यायाम यांतून मधुमेह नियंत्रणात राहू शकतो, हे सिद्ध झाले आहे!

मधुमेहींनी कलिंगड खावे का?

मधुमेहींनी कलिंगड खावे की नाही, याबद्दल बरेच संभ्रम आहेत.

मधुमेह ही जीवनशैलीशी संबंधित समस्या असल्याने मधुमेहींना त्यांच्या आहाराची विशेष काळजी घ्यावी लागते. कलिंगडामध्ये भरपूर साखर असते. अशा परिस्थितीत मधुमेहींनी जास्त कलिंगड खाल्ले तर त्यांच्या रक्तातील साखरेची पातळी वाढेल. म्हणून, डॉक्टर मधुमेहींना मर्यादित प्रमाणात कलिंगड खाण्याचा सल्ला देतात.

कलिंगड हे उच्च ग्लायसेमिक इंडेक्स असलेले फळ आहे; ते जास्त प्रमाणात खाल्ल्यास रक्तातील साखर वेगाने वाढू शकते. त्यामुळे ज्यांना मधुमेह आहे आणि ज्यांची साखरेची पातळी झपाट्याने बदलते, त्यांनी कलिंगड खाण्यापूर्वी डॉक्टरांचा सल्ला घ्यावा. जर तुम्ही पूर्णपणे तंदुरुस्त असाल, तर त्याच्या जास्त प्रमाणातील सेवनाने तुम्हांला फायदा होऊ शकतो.

टाइप 2 मधुमेह असलेल्या व्यक्तीने त्याच्या नाश्त्यात किंवा जेवणात कलिंगड किंवा इतर कोणते फळ समाविष्ट केले असेल, तर त्याला हेल्दी फॅट आणि प्रोटीन यांच्यासोबत आहार संतुलित करावा लागेल. कारण हेल्दी फॅट आणि प्रोटीन रक्तातील साखरेचे शोषण कमी करतात.

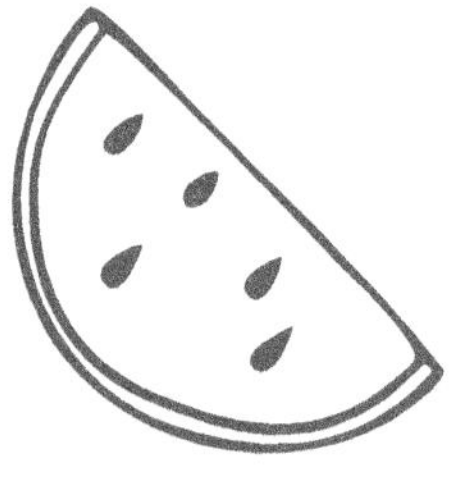

मधुमेहींनी नेहमी संतुलित आणि निरोगी आहार घ्यावा, ज्यात फळे आणि भाज्यांचा समावेश असेल. फळांमध्ये नैसर्गिक साखर असते. कमी साखर आणि जास्त फायबर असलेली फळे खाणे केव्हाही चांगले! संत्री, जांभूळ, द्राक्षे, सफरचंद, पीच, किवी, नाशपाती (पेअर) ही फळे खाऊ शकता. फळांचे रस, स्मूदी, पॅक्ड ज्यूस पिणे टाळा.

इतर फळांप्रमाणे कलिंगडदेखील तुम्ही नाश्त्यात किंवा जेवणात खाऊ शकता. फक्त एका गोष्टीची काळजी घेणे आवश्यक आहे : टाइप २ मधुमेह असलेली व्यक्ती कलिंगड खात असेल तर त्याने उच्च ग्लायसेमिक इंडेक्स असलेल्या पदार्थांसोबत कलिंगड खाणे टाळावे. त्याने कलिंगडासोबत नट्स, बिया, हेल्दी फॅट फूड आणि प्रोटीनयुक्त पदार्थांचे सेवन करावे.

कलिंगडामध्ये अनेक जीवनसत्त्वे, खनिजे आणि अँटिऑक्सिडंट्स असतात; व्हिटॅमिन ए, व्हिटॅमिन बी १ आणि बी ६, व्हिटॅमिन सी, पोटॅशियम, मॅग्नेशियम, फायबर, लोह, कॅल्शियम, लायकोपीन असते.

कलिंगड खाण्याचे फायदे

- **रक्तदाब नियंत्रित करते :** कलिंगडातील पोटॅशियम आणि मॅग्नेशियमचे प्रमाण रक्तदाब नियंत्रित करण्यास मदत करते. त्यातील लायकोपिनसारखे अँटिऑक्सिडंट्स आपले हृदयरोगापासून संरक्षण करू शकतात. कलिंगडमध्ये कॅरोटीनोईड्स असतात, जे रक्तदाब, हृदयविकाराचा धोका कमी करतात.
- **शरीर हायड्रेटेड ठेवते :** कलिंगडमध्ये ९० टक्के पाणी असते, जे आपल्याला हायड्रेटेड आणि ताजे ठेवते. कलिंगडमध्ये पाण्याचे प्रमाण जास्त आहे. ते शरीराला उष्णतेपासून वाचवण्यात मदत करते. कलिंगड तुमचे शरीर थंड ठेवते. कलिंगडमध्ये कॅलरीज खूप कमी असतात. त्यात व्हिटॅमिन सी आणि व्हिटॅमिन ए असते. ते आरोग्यासाठी खूप फायदेशीर आहे.
- **वजन वेगाने कमी होते :** कलिंगड एक गोड आणि रसाळ फळ आहे. त्यात कॅलरीज कमी असतात. म्हणून, वजन कमी करण्यासाठी आपण आपल्या आहारात कलिंगडदेखील समाविष्ट करू शकतो. ते आपल्याला निरोगी ठेवण्यास मदत करते.
- **हृदयविकाराचा झटका :** आजकाल मृत्यूचे एक प्रमुख कारण म्हणजे हृदयविकाराचा झटका! निरोगी जीवनशैलीचा अवलंब करून ही समस्या सोडवली जाऊ शकते. कलिंगडमध्ये असलेले पोषक घटक हृदय निरोगी ठेवण्यासाठी फायदेशीर आहे.
- **पचन सुधारते :** कलिंगडमध्ये फायबर असते, जे निरोगी पाचक प्रणालीसाठी आवश्यक असते. फायबरयुक्त फळे आणि भाज्या खाणे खूप उपयुक्त ठरू शकते. ते तुमची पाचक प्रणाली सुधारण्यासाठी काम करतात.
- **किडनी स्टोनच्या त्रासातून मुक्तता :** ज्यांना किडनी स्टोनची समस्या आहे, त्यांनी भरपूर कलिंगड खावे. कलिंगडमध्ये भरपूर पाणी असते आणि यामुळे कलिंगड तुमच्या किडनीला डिटॉक्सिफाय करण्यासदेखील मदत करते.

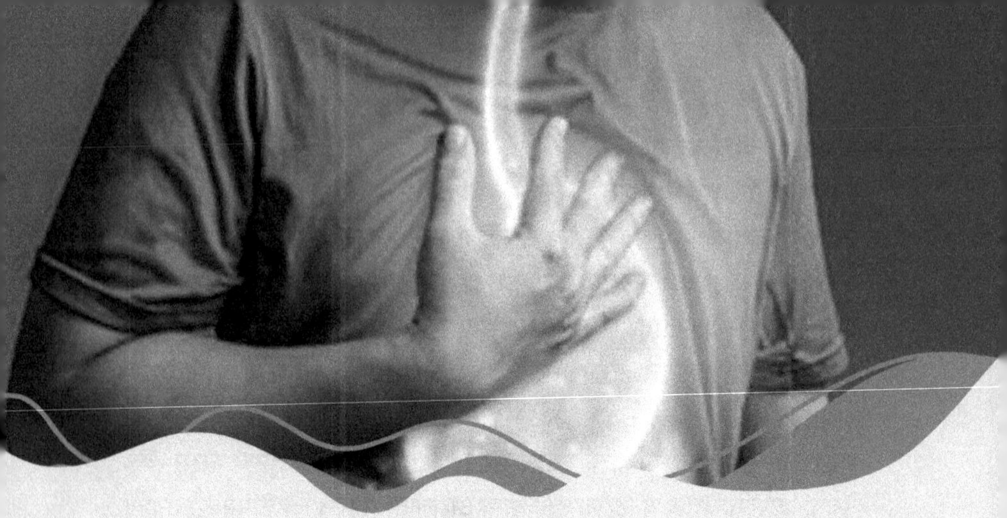

३.२

योग्य आहार रोखतो ॲसिडिटीला

आम्लपित्त ही सर्वसामान्य वैद्यकीय अवस्था जगभरातील अनेकांना होते. मुख्यतः छाती आणि जवळच्या भागात विशिष्ट जळजळ झाल्यामुळे याचे निदान होते. आम्लपित्त हे पोटातील ॲसिडचे मुख्य कारण आहे. हायड्रोक्लोरिक ॲसिड (पोटाच्या आत तयार होणारे) हा पाचन तंत्राचा एक महत्त्वाचा घटक आहे. ते शरीराला हानिकारक बॅक्टेरियांपासून संरक्षण देते.

लक्षणे :

- छातीत जळजळ जाणवणे
- घशात आणि गळ्यात वेदना होऊ शकते.
- तोंडात आंबट चव, खूप ढेकर
- मळमळ आणि संभाव्यतः उलटीही होणे
- पोट फुगल्यासारखे वाटणे
- सतत कोरडा खोकला
- दीर्घ काळच्या ॲसिडिटीमुळे दाताचे एनामेल खराब होणे
- दुर्गंधीयुक्त श्वास हीसुद्धा एक समस्या होऊ शकते.

- कधीकधी उचक्या थांबतच नाहीत.
- वजन निष्कारण कमी होणे

आम्लपित्तासह पुढील लक्षणे असल्यास डॉक्टरांचा सल्ला घ्यावा :

- छातीत वारंवार जळजळ होणे
- गिळण्यात अडचण, विशेषकरून जड पदार्थांच्या बाबतीत
- अज्ञात कारणांमुळे बरेच आणि जलद वजन कमी होणे
- दीर्घ काळ श्वासाची कोंडी, श्वास गुदमरणे आणि खोकला
- जर आपण १५ दिवसांपेक्षा जास्त काळ अँटासिड्स घेत असाल आणि कोणताही लक्षणीय आराम मिळाला नाही, तसेच दम्याच्या अस्वस्थतेसह घोगरा आवाज येत असेल तर डॉक्टरांचा सल्ला घ्यावा.
- आम्लपित्तामुळे दैनंदिन कामे करण्यात अडचण
- जबडा, मान आणि तोंडाच्या आत वेदनांसह छातीत दुखणे, श्वास घेण्यास त्रास होणे, अशक्तपणा आणि जास्त घाम येणे
- पोटात तीव्र वेदना, शौचावाटे रक्त, काळे शौच किंवा जुलाब

कारणे

- संशोधनात असे दिसून आले आहे की, गर्भधारणेदरम्यान बहुतेक महिलांना वाढत्या गर्भामुळे अंतर्गत अवयवांवर वाढत्या दाबामुळे आम्लपित्त होते.
- तळलेले पदार्थ नियमित सेवन केल्याने. कारण तळलेले पदार्थ पचण्यास जास्त वेळ लागतो.

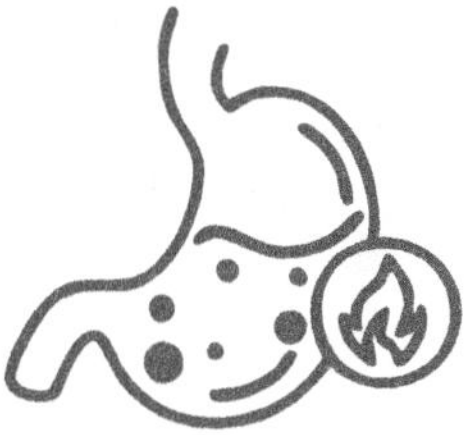

आम्लपित्ताची इतर कारणे

- जास्त वजन किंवा लठ्ठपणा
- नियमित किंवा धूम्रपान करणाऱ्यास
- जास्त मीठ सेवन केल्यास
- कमी फायबर असलेला आहार

- पुरेसे शारीरिक कार्य आणि व्यायाम अभाव
- ॲंटिडिप्रेसर्स, सेडेटिव्ह्ज, पेनकिलर्स, ब्रॉन्कोडायलेटर्स (दम्यासाठी वापरली जाणारी औषधे) यांसारखी काही औषधे घेत असल्यास
- मद्यपान किंवा कॅफीन असलेले पेयपदार्थ भरपूर पिणे
- झोपायच्या आधी किंवा भूक नसताना जेवणे, ते सामान्य पाचन प्रक्रियेत व्यत्यय आणू शकते आणि आम्लपित्त होऊ शकते.

हे करून बघा :

- जीवनशैलीत सुधारणा करा. कारणीभूत घटक टाळण्याचा प्रयत्न करा. नियमित व्यायाम, पुरेशी झोप आणि आहारात पुरेशी फळे घ्यावीत.
- ॲसिड रिफ्लक्सचे प्रमाण कमी करण्यासाठी एकाच वेळी मोठे जेवण करण्याऐवजी नियमित अंतराने थोडे-थोडे जेवण करा.
- आम्लपित्ताची समस्या कमी करण्यासाठी किमान ३० मिनिटे चालणे, जॉगिंग, योगासने, एरोबिक्स, पोहणे इत्यादी शारीरिक हालचाल करा.

हे सगळे करूनही तुम्हांला बरे नाही वाटले, तर डॉक्टरांच्या सल्ल्याने औषध घ्या आणि बरे व्हा! परंतु, दीर्घ काळासाठी किंवा कायमचा आराम हवा असेल तर आहारतज्ज्ञांचा सल्ला घेऊन स्वतःच्या जीवनशैलीतील चुका समजून घेऊ शकता आणि ॲसिडिटीला कायमचा आराम देऊ शकता.

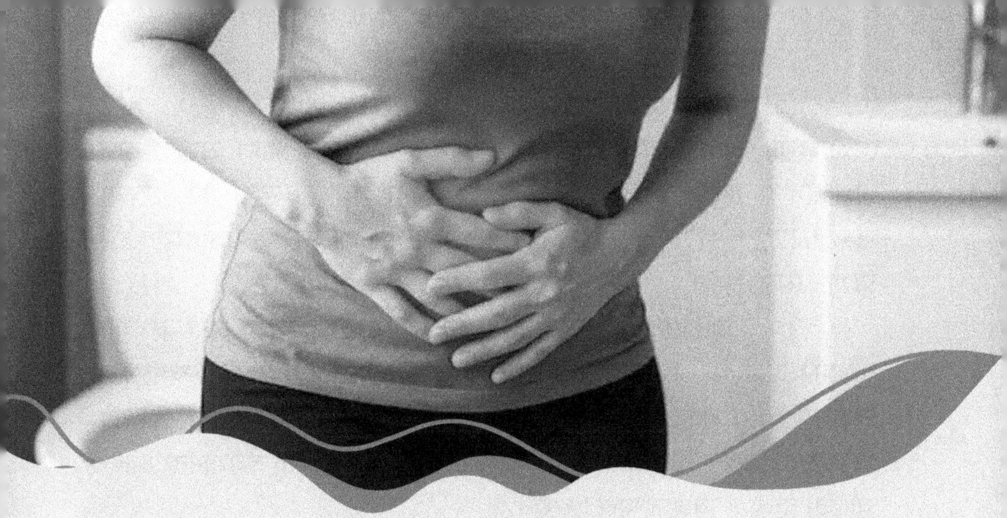

३.३
बद्धकोष्ठता

कडक, कोरडे किंवा ढेकूळ मल, मल विसर्जन करताना त्रास किंवा वेदना, असमाधानाची भावना, पोटदुखी, भूक न लागणे, पोट फुगी आणि मळमळ वाटणे, आठवड्यातून तीनपेक्षा कमी वेळेला जावे लागणे, या लक्षणांवरून बद्धकोष्ठतेचा त्रास असल्याचे लक्षात येते.

बद्धकोष्ठता दूर करण्याचे अनेक मार्ग आहेत. त्यापैकी काही आहेत...
प्रथम, भरपूर पाणी प्या. काही लोकांना कार्बोनेटेड पाणी पिऊन आराम मिळतो. तथापि, साखरयुक्त, सोडा असलेले कार्बोनेटेड पेय पिणे चांगले नाही. अशी पेये हानिकारक असू शकतात, त्यामुळे कालांतराने अधिक बद्धकोष्ठता निर्माण होऊ शकते.

सकाळी उठल्यावर सर्वांत आधी एक ग्लास कोमट पाणी प्या. उदाहरणार्थ, एखाद्याचे वजन ७० किलो असेल तर त्याने साधारणपणे अडीच लीटर पाणी प्यायले पाहिजे.

लिंबूपाणीदेखील आश्चर्यकारक काम करते. रात्री झोपण्यापूर्वी ग्लासभर कोमट पाणी प्यावे.

अशा व्यक्तीने काही द्रवपदार्थ घ्यावेत, ज्यात पुन्हा पाणी असेल. तुम्ही नाश्त्यामध्ये हर्बल चहा घेऊ शकता. दुपारच्या जेवणात ताक घेऊ शकता. संध्याकाळी पुन्हा लिंबाचा रस आणि रात्री सूप घेऊ शकता. या सर्वांमध्येदेखील पाणी असेल.

तसेच, बद्धकोष्ठता दूर करण्यासाठी व्यायाम खूप महत्वाचा आहे. व्यायाम केल्याने आपल्या आतड्यांच्या हालचाली वेगाने होण्यास मदत होते. चालणे हा सर्वोत्तम उपाय आहे. किमान दहा हजार पावले चालले पाहिजे. लक्षात ठेवा की, जेवणापूर्वी आपण चालतो तेव्हा ते व्यायामासारखे असते, परंतु जेवणानंतर आपण चालतो तेव्हा ते विश्रांतीसारखे असते.

बद्धकोष्ठता असलेल्या व्यक्तींनी जेवणानंतर चालायला विसरू नये. बद्धकोष्ठता दूर करण्यासाठी अधिक फायबर खा. त्यामुळे आतड्यांच्या हालचालींमध्ये सातत्य राहिल्याने आतड्याची हालचाल वेगाने होते. हे सर्व त्यांना या संपूर्ण पचनसंस्थेतून अधिक वेगाने जाण्यास मदत करते. वेगवेगळ्या प्रकारच्या आहारातील तंतूंचे आपल्या प्रणालीवर वेगवेगळे परिणाम होतात. आहारातील तंतू खूप वेगळे असतात, परंतु ते सामान्यतः दोन श्रेणींमध्ये मोडतात :

पाण्यामध्ये न विरघळणारे (अघुलनशील) तंतू म्हणजे फळे, संपूर्ण धान्य, भाज्या इत्यादींमध्ये आढळणारे तंतू. या तंतूंमुळे आपल्या मलाचा आकार वाढतो आणि त्यामुळे तो पास करणे सोपे होते.

विरघळणारे तंतू किंवा विद्राव्य फायबर. हे गहू, ब्रेड, भाज्या आणि संपूर्ण धान्यांमध्ये असतात. बार्ली, शेंगदाणे, सोयाबीन, मसूर आणि वाटाणे; तसेच काही फळे आणि भाज्यांमध्ये विद्राव्य फायबर असते. हे विरघळणारे तंतू पाणी शोषून घेतात आणि जेलसारखी पेस्ट तयार करतात. यामुळे मल मऊ होतो आणि शौचास साफ होते.

इसबगोलसारख्या औषधी वनस्पती स्वतःहून पाणी शोषून घेऊन बद्धकोष्ठता दूर करण्यासाठी उत्तम मानल्या जातात.

बद्धकोष्ठता टाळण्यासाठीआपल्या आहारात विरघळणारे आणि अघुलनशील तंतूंचे मिश्रण असले पाहिजे. थोडक्यात, आपल्या आहारात अधिक फळे आणि भाज्यांचा समावेश करावा. पपई आणि केळी ही खरोखरच उत्कृष्ट फळे आहेत.

प्रत्येकाच्या आहारात साधारणपणे ३० ते ४० ग्रॅम फायबर असले पाहिजेत.

रोजच्या आहारात पालेभाज्या, फळभाज्या, फळे, सुकामेवा, सॅलड, तृणधान्ये आणि कडधान्ये यांचा समावेश करावा.

मांसाहारी अन्न, प्रक्रिया केलेले अन्न आणि जंक फूड टाळा. कारण त्यात फायबरचे प्रमाण खूप कमी असते. शिवाय, हे पदार्थ तुमची बद्धकोष्ठतेची स्थिती वाढवतात.

चौथा मुद्दा, योग तंत्र

बैठी जीवनशैली नेहमीच बद्धकोष्ठतेचा धोका वाढवते. पुढे काही आसने दिली आहेत, जी तुम्हांला तुमच्या बद्धकोष्ठतेची काळजी घेण्यास खरोखर मदत करतील.

दररोज केली पाहिजेत अशी काही आसने : पवनमुक्तासन, पश्चिमोत्तानासन, त्रिकोनासन, वज्रासन इत्यादी. ही आसने पचनास मदत करतील आणि आतड्याची योग्य हालचाल करण्यास मदत करतील.

पाचवा मुद्दा, प्रोबायोटिक पदार्थ खा. प्रोबायोटिक्स दीर्घकालीन बद्धकोष्ठता टाळण्यास मदत करू शकतात. प्रोबायोटिक्स हे फायदेशीर बॅक्टेरियासारखे असतात, जे नैसर्गिकरीत्या आपल्या आतड्यांमध्ये आढळतात. ते बायफिडोबॅक्टेरिया आणि लॅक्टोबॅसिलस एंझाइम आहेत. प्रोबायोटिक पदार्थ खाऊन लोक त्यांची पातळी वाढवू शकतात. ज्यांना दीर्घकालीन बद्धकोष्ठता आहे, त्यांच्या आतड्यात बॅक्टेरियाचे असंतुलन असू शकते. अधिक प्रोबायोटिक पदार्थ सेवन केल्याने हे संतुलन सुधारण्यास आणि बद्धकोष्ठता टाळण्यास मदत होऊ शकते.

हे मलाची वारंवारता आणि मलाची सुसंगतता वाढवू शकते. ते शॉर्ट-चेन फॅटी ॲसिड तयार करून बद्धकोष्ठतेवर उपचार करण्यास मदत करू शकतात. प्रोबायोटिक म्हणजे दही. दही तुमच्या दैनंदिन आहारात असणे आवश्यक आहे. दुपारच्या जेवणाच्या वेळी दही किंवा एक ग्लास ताक अवश्य घ्यावे.

पुढचा मुद्दा, प्रीबायोटिक पदार्थ खा. प्रीबायोटिक्स हे अपचनीय कार्बोहायड्रेट फायबर असतात. ते आतड्यांमधील फायदेशीर बॅक्टेरियांना पोषण देऊन पाचन आरोग्य सुधारतात, ज्यामुळे प्रोबायोटिक्स वाढतात आणि आतड्यांमधील बॅक्टेरियाचे संतुलन सुधारते. खरेतर, काही

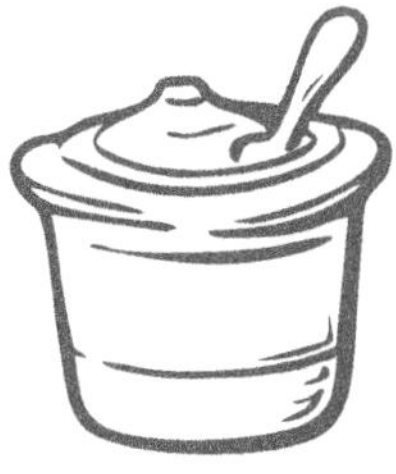

प्रीबायोटिक्स आतड्यांच्या हालचालींची वारंवारता वाढवण्यास आणि मल मऊ करण्यास मदत करू शकतात. म्हणून आपल्याला काही निरोगी कार्बोहायड्रेट्सची आवश्यकता आहे.

प्रीबायोटिक पदार्थांमध्ये लसूण, कांदा, केळी, चणे यांचा समावेश आहे

बद्धकोष्ठता दूर करण्यासाठी अंजीर, मनुका किंवा प्रून नेहमी थोड्या पाण्यात उकळून किंवा रात्रभर भिजवून खावेत. फायबरव्यतिरिक्त प्रूनमध्ये सॉर्बिटॉल असते, ज्याचा रेचक प्रभाव असतो.

याव्यतिरिक्त कॉफी पिणेदेखील बद्धकोष्ठतेसाठी फायदेकारक ठरू शकते. कारण कॉफी आपल्या आतड्यांची हालचाल वाढवते. १९९८मध्ये एकविसावा अभ्यास करण्यात आला, त्यात असे आढळून आले, की कॉफी आपल्या आतड्यांच्या हालचाली ६० टक्क्याने वाढवते. त्यामुळे बद्धकोष्ठता असणाऱ्या लोकांनी दिवसातून किमान एकदा कॉफी, ब्लॅक कॉफी घेण्यास हरकत नाही. घ्यावी. साखर आणि दुधाचा वापर टाळावा.

जेवणानंतर आपण दिवसातून दोन ते तीन वेळा बडीशेप खाऊ शकतो किंवा एक चमचा बडीशेप एक कप पाण्यात टाकून अर्धा कप पाणी होईपर्यंत उकळा आणि ते पाणी प्या. हे बद्धकोष्ठता कमी करते; त्याचबरोबरच ॲसिड रिफ्लेक्स ॲसिडिटी, अपचन आणि गॅसेस यांसारख्या समस्यांसाठीदेखील खूप गुणकारी आहे.

सर्वांत महत्त्वाचे म्हणजे, तुमचे जीवन तणावमुक्त असेल तर ही समस्या कमी होईल. कारण पोट आणि मेंदू यांचा खूप जवळचा संबंध आहे.

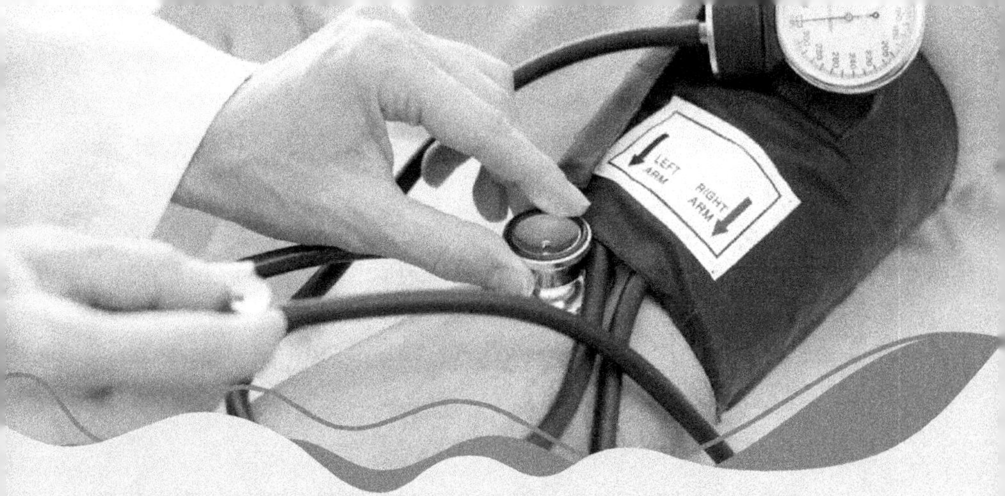

३.४

ब्लड प्रेशर टाळण्यासाठी असा घ्या आहार!

अलीकडेच जागतिक आरोग्य संघटनेने एक अहवाल प्रसिद्ध केला आहे, ज्यामध्ये विविध कारणांमुळे जगभरात उच्च रक्तदाबाचा धोका वाढत असल्याचे म्हटले आहे. उच्च रक्तदाब असलेल्या पाचपैकी चार रुग्णांवर पुरेसे उपचार मिळत नाही, असा धक्कादायक निष्कर्ष डब्ल्यूएचओच्या अहवालात काढण्यात आला आहे.

भारतापुरते बोलायचे झाल्यास ३० ते ७९ वयोगटातील उच्च रक्तदाबाच्या रुग्णांचा रक्तदाब नियंत्रित केल्यास २०४० पर्यंत देशात चार कोटी मृत्यू टाळता येतील.

याचाच अर्थ, योग्य काळजी घेतल्यास उच्च रक्तदाब नियंत्रणात आणणे शक्य आहे. या सर्व प्रक्रियेत आहाराची भूमिका महत्त्वाची आहे. जर तुम्ही योग्य आहार घेतला तर उच्च रक्तदाबाचा धोका कमी होतो.

आनुवंशिकता हे उच्च रक्तदाबाचे एक महत्त्वाचे कारण असल्याचे म्हटले जात असले तरी जीवनशैली आणि आहार हेदेखील त्यात मोठ्या प्रमाणात भर घालणारे घटक आहेत. जास्त चरबीयुक्त खाद्यपदार्थ खाणे, फास्ट फूड, अतिरिक्त मिठाचे सेवन, पॅकेट फूड जास्त प्रमाणात खाणे, बैठी जीवनशैली, स्थौल्य, अति

ताण, कमी झोप, मैदा, साखर, मद्यपान, धूम्रपान यांचे अति सेवन रक्तदाब यामुळे सुरू होतो व वाढतो.

हृदय आकुंचनाच्या वेळी (सिस्टोलिक) रक्तदाब १४० आणि हृदय प्रसरणाच्या वेळी (डायस्टोलिक) ९० एवढा अथवा त्यापेक्षा जास्त असणे म्हणजे उच्च रक्तदाब होय.

लठ्ठ व्यक्तींना उच्च रक्तदाब होण्याची शक्यता दोन ते सहापट जास्त असते. वजन वाढले की रक्तदाब वाढतो. प्रत्येक व्यक्तीचे वजन तिच्या उंचीच्या (बॉडी मास इंडेक्स) प्रमाणात असले पाहिजे.

वजन नियंत्रित ठेवण्यासाठी आणि हृदयाचा व्यायाम म्हणून नियमित शारीरिक व्यायाम आवश्यक आहे. दररोज ४० मिनिटे चालणे हा एक उत्तम व्यायाम ठरू शकतो. याला आहाराची योग्य जोड देणे आवश्यक आहे.

कसा असावा आहार?

१. ताजी फळे, तंतुमय पदार्थ, स्निग्ध पदार्थांचे कमी सेवन, दररोज फक्त पाच ग्रॅम मिठाचे सेवन, भरपूर प्रमाणात भाज्या, फळे, पूर्ण धान्ये, कमी चरबीयुक्त दूध व दुग्धजन्य पदार्थ, मासे, चिकन, कडधान्ये, चांगल्या दर्जाची तेले, बदाम, अक्रोड, तेलबिया इत्यादींचा आहारात नियमित समावेश करावा.
२. प्रक्रिया केलेले पदार्थ, लोणचे, पापड, चटण्या, सॉस खाणे टाळा.
३. वजन संतुलित राखा. दररोज किमान अर्धा तास चाला.
४. तंबाखू आणि धूम्रपान टाळा. धूम्रपानामुळे रक्तवाहिन्यांना इजा होते, त्या अधिक टणक होतात.
५. मधुमेहासारख्या आजारावर नियमित उपचार घ्या.
६. हिरव्या भाज्यांमध्ये सोडियमचे प्रमाण जास्त असते. म्हणून हिरव्या भाज्या नेहमी आहारात असाव्यात.
९. ऋतुनुसार फळे खा. गाजर, बीट, काकडी, टोमॅटो, कांदा, कोबी या भाज्या कच्च्या खाव्यात.

७. लसूण खाल्ल्याने कोलेस्ट्रॉल आणि रक्तदाब यांचे प्रमाण कमी होते.
८. तेल आणि तूप यांचे जेवणातील प्रमाण दररोज १५ ग्रॅमपेक्षा जास्त नसावे.

९. तूरडाळ, चवळी, ओट्स आणि फळे कोलेस्ट्रॉल कमी करण्यास मदत करतात.

१०. तंतुमय पदार्थांमुळे शरीरातील कार्बोहायड्रेट आणि फॅट्सचे प्रमाण नियंत्रित राहते. त्याचे प्रमाण दिवसाला ३० ते ४० ग्रॅम असावे.

११. अतिगोड पदार्थ, सॉफ्ट ड्रिंक्स आणि अल्कोहोल यांचे सेवन टाळावे.

१२. भरपूर पाणी प्यावे. रोजच्या जेवणात विविधता असावी.. मिश्रान्न हे कधीही उत्तम! कडधान्यांमुळे शरीराला पुरेशी प्रथिने मिळतात.

१३. आहारातून चरबीयुक्त मांस, चरबीयुक्त दूध आणि दुग्धजन्य पदार्थ, अतिगोड आणि पदार्थ, पॅकेज फूड, बाटलीबंद पेये टाळा.

१४. मिठाबाबत लक्षात ठेवा : साधारणपणे निरोगी व्यक्तीला दररोज एक चमचा मीठ, म्हणजेच पाच ग्रॅम मीठ आवश्यक असते. परंतु वरून मीठ घेणे, पॅक फूड जास्त प्रमाणात घेणे, (सोडियम असलेले प्रिझर्व्हेटिव्हज) वेफर्स इत्यादी खारट पदार्थ सतत खाणे आणि फास्ट फूडचा अतिरेक अशा अनेक कारणांमुळे शरीरात सोडियमचे प्रमाण वाढते. या अतिरिक्त सोडियममुळे रक्तदाब वाढतो, म्हणून हे पदार्थ टाळणे उपयुक्त ठरते. उच्च रक्तदाब असलेल्या रुग्णांनी त्यांचे मिठाचे सेवन दोन-तृतीयांश टी स्पून इतकेच करावे.

१५. चोथायुक्त आहार : असा आहार जास्त प्रमाणात घेतल्याने शरीरातील चरबी आणि वजन आटोक्यात राहते. पचनक्रिया सुरळीत राहते. भूक नियंत्रित होते. कोलेस्ट्रॉल, रक्तवाहिन्यांमधील चरबी नियंत्रित करण्यास मदत होते. हिरव्या पालेभाज्या, सॅलड, फळे, कडधान्ये, धान्यांचा कोंडा इत्यादी पदार्थांमधून फायबर भरपूर प्रमाणात मिळते.

१६. पोटॅशियम आणि मॅग्नेशियम : रक्तदाब नियंत्रणासाठी पोटॅशियम व मॅग्नेशियम अतिशय उपयुक्त आहे. भाज्या आणि फळे यांमधून पोटॅशियम आणि मॅग्नेशियम चांगल्या प्रकारे मिळते. सुकामेवा आणि विविध प्रकारच्या बिया मॅग्नेशियमचे उत्तम स्त्रोत आहेत.

उच्च रक्तदाब टाळण्यासाठी, ज्यांना तो आहे त्यांनी डॉक्टरांच्या सल्ल्याने औषधे आणि योग्य आहार घ्यावा.

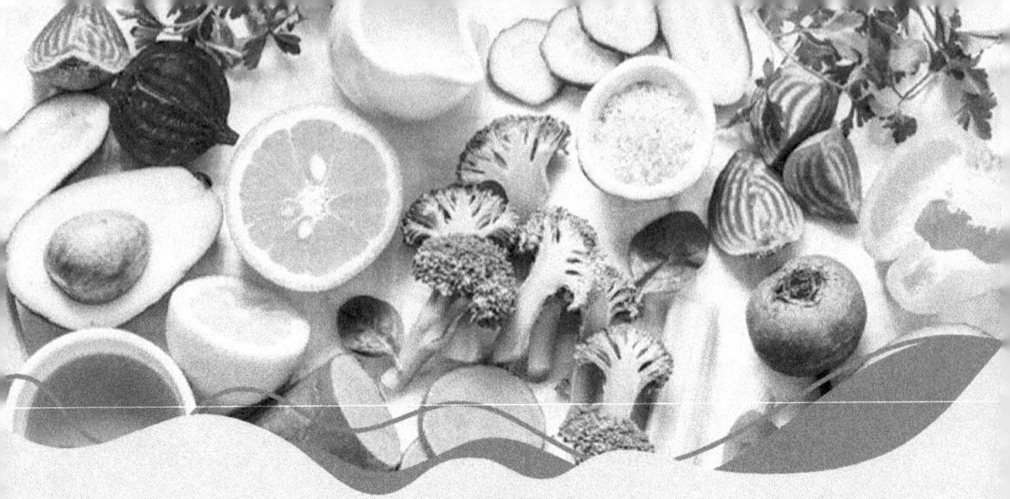

३.५

युरिक ॲसिड नियंत्रणात ठेवायचे आहे! मग हे कराच!

'ॲसिड' हा शब्द ऐकूनच तुम्ही जरा घाबरला असणार! आपल्या शरीरात वेगवेगळे ॲसिड तयार होतात, जे शरीराला आवश्यकदेखील असतात. पण एखादे ॲसिड प्रमाणापेक्षा जास्त तयार होऊ लागले की काहीतरी गडबड आहे हे समजावे.

आजकाल आपण बऱ्याचदा डॉक्टर रक्त तपासणी करताना युरिक ॲसिड तपासण्यास सांगताना ऐकतो. हे ॲसिड का तयार होते, त्याचे दुष्परिणाम काय आहेत, हे आपण जाणून घेऊ या.

आजकाल युरिक ॲसिडची (Uric Acid) समस्या अनेकांना त्रास देत आहे. या समस्येमुळे शरीरात एका विशिष्ट पदार्थाची निर्मिती होते. या पदार्थाचा आपल्या शरीरातील मूत्रपिंडावर विपरीत परिणाम होतो. आपल्या मूत्रपिंडाची कार्यक्षमता कमी होते. युरिक ॲसिडचा थेट आपल्या मूत्रपिंडावर विपरीत परिणाम होतो. शरीरात युरिक ॲसिडचे प्रमाण मर्यादेपेक्षा जास्त वाढल्यास मूत्रपिंड निकामी होऊ शकते. जर आपल्या शरीरात युरिक ॲसिड सतत वाढत असेल, तर आपल्याला उच्च रक्तदाब, सांधेदुखी उठताना-बसताना त्रास होणे आणि अंगावर सूज येणे

यांसारख्या समस्या उद्भवतात. बऱ्याचदा युरिक ॲसिड वाढल्यामुळे आपल्याला लघवी करताना त्रास होतो. अशा परिस्थितीत, आपल्या शरीरात युरिक ॲसिड वाढण्याचे नेमके कारण जाणून घेणे तितकेच महत्त्वाचे आहे.

युरिक ॲसिड निर्माण होण्यामागे वेगवेगळी कारणे आहेत. परंतु आपण वाटाणे, पालक, मशरूम, चिकन इत्यादी पदार्थांचे जास्त प्रमाणात सेवन केले तरी युरिक ॲसिड वाढण्याची शक्यता असते. आपल्या शरीरात प्युरिनचे प्रमाण वाढते तेव्हा युरिक ॲसिडचे प्रमाण वाढते.

युरिक ॲसिड वाढण्याची काही प्रमुख कारणे

आनुवांशिकता, चुकीच्या आहार पद्धती, अल्कोहोलचे अधिक सेवन, बाहेरील पदार्थ खाणे, मधुमेह, किमोथेरेपीमुळे, दीर्घ काळ उपवास.

जेव्हा आपल्या शरीरात युरिक ॲसिडची कमतरता असते किंवा शरीरात युरिक ॲसिडचे प्रमाण वाढले तर प्रत्येकाला वेगवेगळी लक्षणे जाणवू लागतात. तसे पाहायला गेले तर ही लक्षणे प्रत्येक व्यक्तीच्या शरीरावर अवलंबून असतात. शरीरात युरिक ॲसिडचे प्रमाण जास्त काळ वाढले तर भविष्यात आपल्याला गंभीर आजारदेखील होऊ शकतात. युरिक ॲसिडचे प्रमाण वाढल्यास सांधेदुखी, गुडघेदुखी, किडनी स्टोन यांसारख्या समस्या जोर धरतात.

सांध्यांमध्ये वेदना आणि सूज, सांध्याना स्पर्श करताना वेदना, किडनीसंदर्भातील समस्या, किडनी स्टोनची शंका, पाठ आणि कंबर यामध्ये वेदना, वारंवार लघवी होणे, चालताना-उठताना वेदना होणे, हाताची बोटे सुजणे अशी लक्षणे दिसून येतात.

जेव्हा आपल्या आहारातून युरिक ॲसिडची पातळी वाढते, तेव्हा काय खावे, असा प्रश्न निर्माण होतो. आपल्याला खरोखरच युरिक ॲसिड नियंत्रित करायचे असेल तर युरिकॲसिड आहाराचे पालन करावे लागेल, ज्यामध्ये काही गोष्टींचा समावेश असेल आणि बऱ्याच गोष्टी टाळल्याही जातील.

प्रोटीनचे जास्त सेवन केल्याने शरीरात युरिक ॲसिड वाढू शकते. प्यूरिन नावाचे प्रोटीन शरीरात युरिक ॲसिडच्या वाढीस कारणीभूत असते. आपण असे प्रोटीनयुक्त पदार्थ खाल्ले तर आपल्या आहारात काही बदल केले पाहिजेत.

प्रोटीनयुक्त पदार्थांमध्ये चरबीयुक्त दूध, चीज, राजमा, मासे, मटण, अंडी इत्यादींचे सेवन कमी केले पाहिजे.

युरिक ॲसिड कमी करण्यासाठी फायबरयुक्त आहारात पदार्थ घ्या.
फायबरमुळे रुग्ण सूज, सांधेदुखी यापासून मुक्त होऊ शकतात. असे अनेक पदार्थ आहेत, ज्यात फायबर भरपूर असते. त्यांचे सेवन वाढवणे आवश्यक आहे. फायबरने समृद्ध असलेले काही पदार्थ आहेत. वाटाणे, ब्राऊन राइस, सुकामेवा, ब्राऊन ब्रेड, फळे, डाळी, ब्रोकोली, सोयाबीन, अवोकॅडो यांसारखे पदार्थ युरिक ॲसिड कमी करण्यास मदत करतात.

यासाठी काही सहज सोपे उपायही सुचवता येतात :

- सकाळी रिकाम्यापोटी दोन-तीन अक्रोड खावेत.
- जेवणानंतर चमचाभर जवस चावून खावे.
- कोरफडीचा आणि आवळ्याचा रस यांचे मिश्रण प्यावे.
- दररोज नारळपाणी प्यायल्याने ही समस्या दूर होते.
- आहारात ओव्याचा समावेश करावा. पाण्यासोबत ओवा खाता येईल.

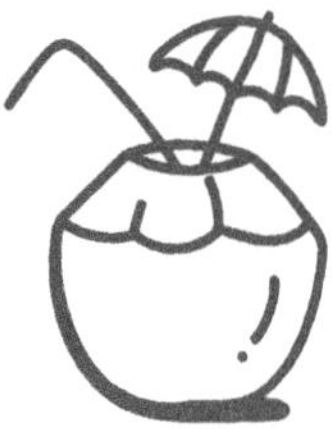

हे सर्व करण्याआधी लक्षणे दिसताच डॉक्टरांचा सल्ला घ्यावा.
रक्ताची तपासणी करावी आणि तज्ज्ञ डॉक्टरांच्या सल्ल्याने तुमच्या औषधोपचारात व आहारात बदल करावा.

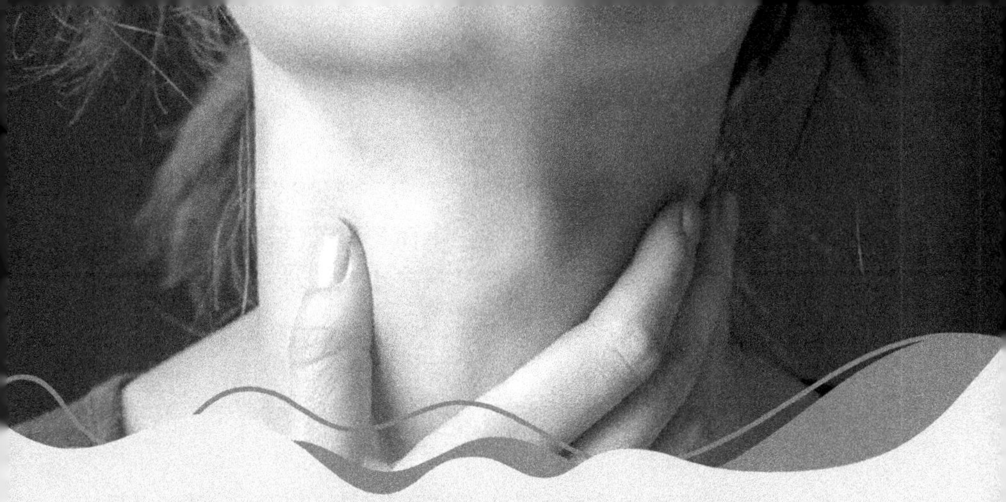

३.६

योग्य आहार देईल थायरॉईडपासून सुटका

आजकाल वजन वाढायला लागल्यावर डॉक्टर थायरॉईडची तपासणी करण्याचा सल्ला देतात. हो... कारण अचानक वजन वाढण्याचे मूळ कारण थायरॉईड असू शकते. स्त्रियांमध्ये बिघडलेल्या जीवनशैलीमुळे याचे प्रमाण जास्त आढळते.

काळजी करू नका, योग्य आहार तुम्हांला या आजारापासून वाचवू शकतो.

थायरॉईड म्हणजे नेमके काय ?

- थायरॉईड ही एक लहान ग्रंथी आहे, जी फुलपाखराच्या आकाराची असते आणि ती मानेच्या खालच्या भागात असते.
- तिचे मुख्य कार्य शरीरातील चयापचय क्रिया नियंत्रित करणे हे आहे.

हायपो-थायरॉईड आहे हे कसे ओळखावे?

साधारणपणे थायरॉईडची लक्षणे पुढीलप्रमाणे दिसतात :

- बद्धकोष्ठता (संडासला साफ होत नाही), शरीराचे वजन सतत वाढत राहते हातपाय थंड पडतात, त्वचा कोरडी पांढरी पडते, ताण जाणवतो, आळस येणे, शारीरिक आणि मानसिक विकासात अडथळे येणे, केस गळणे.

- थायरॉईड विकाराची कारणे गुंतागुंतीची असू शकतात. थायरॉईड विकार रोखण्यासाठी आहार, व्यायाम आणि वैद्यकीय सल्ला महत्त्वाचा आहे.

थायरॉईडला दूर ठेवण्यासाठी चौरस (संतुलित) आहार महत्त्वाचा :

- आयोडीन, लोह आणि व्हिटॅमिन ए असलेल्या पदार्थांचे सेवन हॉर्मोन्सच्या निर्मितीला चालना देते.
- साखर आणि पिष्टमय पदार्थांचे सेवन मर्यादित करावे. या दोन्ही पदार्थांमुळे वजन वाढते. ज्यामुळे थायरॉईडच्या निर्मिती प्रक्रियेवर आणि अभिसरणावर परिणाम होतो.
- तेल, तूप आणि चरबी वाढवणाऱ्या पदार्थांपासून दूर राहिल्याने हृदयविकार, मधुमेह आणि हॉर्मोन्सच्या विकारांवर नियंत्रण मिळवता येते.
- दररोज ३० मिनिटे व्यायाम केल्याने रक्ताभिसरण वाढते, ज्यामुळे रक्तातील थायरॉईड शरीराच्या सर्व पेशींपर्यंत पोहोचते.

हा आजार टाळण्यासाठी काय खावे?

- हायपोथायरॉईडीझममध्ये सफरचंद फायदेशीर ठरते; कारण त्यात फायबर आणि व्हिटॅमिन सी जास्त प्रमाणात असते.
- बेरी गटातील फळं खावीत. स्ट्रॉबेरी खाण्याचा सल्ला दिला जातो. बेरी आणि स्ट्रॉबेरी फळांमध्ये अँटिऑक्सिडंट्सचे प्रमाण भरपूर असते, ज्याचा थायरॉईड ग्रंथीला फायदा होतो.
- अननस, संत्र्यामध्ये व्हिटॅमिन सी असते. हायपोथायरॉईडीझममध्ये वजन कमी करण्यासाठी संत्री उपयुक्त असतात.
- आहारातील सोयाबीन, कोबी, ब्रोकोली, पनीर, बटर, जंक फूड, कॉफी यांचे प्रमाण कमी करा. नियमित तपासणी करून डॉक्टरांच्या सल्ल्याने आहार आणि औषधे घ्या.

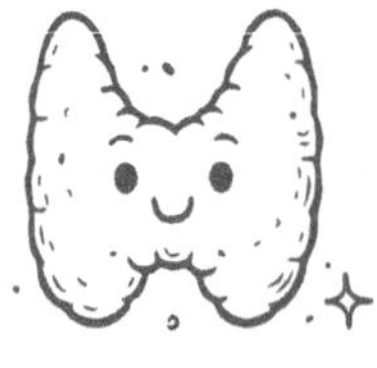

एक गोष्ट निश्चित आहे की, तुम्ही योग्य आहाराचे पालन केले तर निश्चितच थायरॉईडपासून मुक्त होऊ शकता!

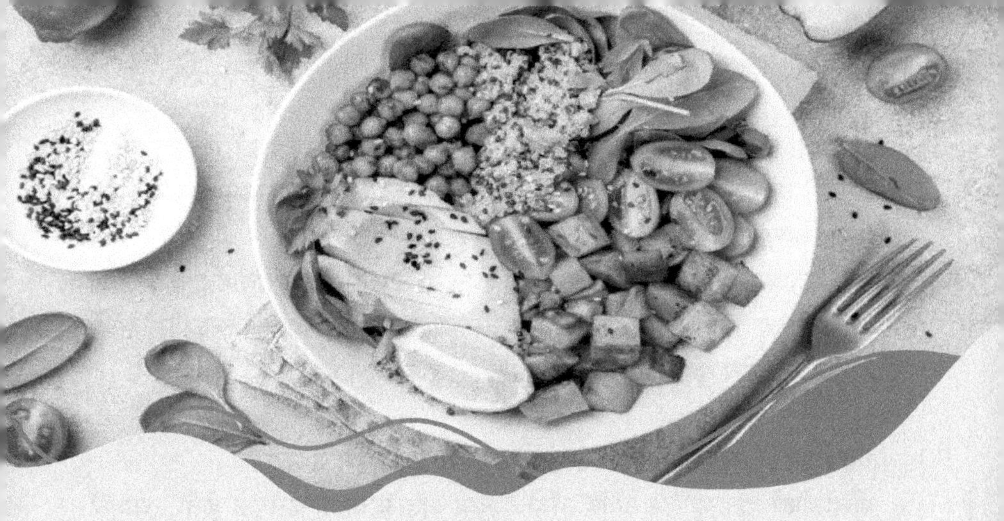

३.७

पीसीओडी, पीसीओएस आणि आहार

आजकालच्या काळात वजन वाढणे ही प्रत्येक व्यक्तीसाठी एक समस्या आहे, याची कारणेही वेगवेगळी आहेत; जसे की, कामाचा ताण, घरून काम करणे, बदललेली जीवनशैली, स्विगी आणि झोमॅटोची सोय, वाटेल तसे खाणे-पिणे, व्यायामाचा अभाव, अशी कारणांची यादी खूप मोठी आहे. परंतु एकदा वाढलेले वजन आटोक्यात आणणे खूप कठीण होते आणि या वाढलेल्या वजनामुळे आजारांचे सत्र सुरू होते. स्त्रियांमध्ये हार्मोन्सच्या असंतुलनामुळे पीसीओडी होतो, तसेच वाढलेले वजन हेदेखील पीसीओडीचे एक मुख्य कारण आहे.

पीसीओडी म्हणजे काय?

पीसीओडी म्हणजे पॉलीसिस्टिक ओव्हेरियन डिसीज. मुलींमध्ये आढळणारा एक प्रकारचा हार्मोनल डिसऑर्डर आहे. यामध्ये आपल्या अंडाशयात एका अंड्याऐवजी अनेक लहान अंडी तयार होऊ लागतात. परंतु त्यापैकी एकही अंडे योग्य नसते. यामुळे स्त्रियांचे मासिक पाळी चक्रदेखील

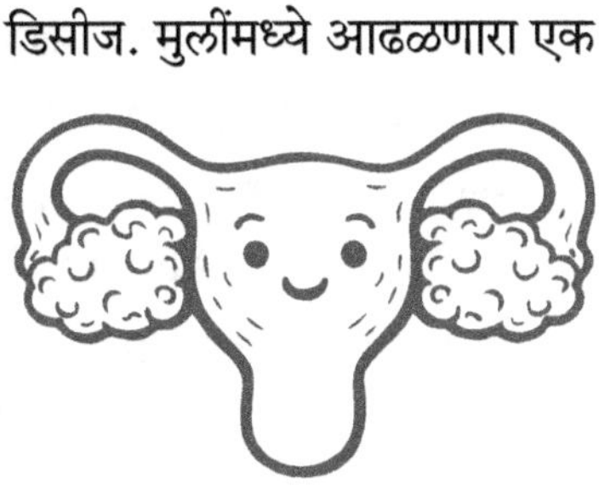

बिघडते. पीसीओडी झाल्यास स्त्रियांमध्ये अनियमित मासिकपाळी, थकवा, वजन वाढणे, चेहऱ्यावर मुरुमे, चेहऱ्यावर किंवा शरीरावर असामान्य केसांची वाढ, केस गळणे अशी लक्षणे दिसून येतात.

आपला आहार सुधारणे हाच आजाराच्या उपचारांचा सर्वांत महत्त्वाचा भाग आहे. आता आपण पीसीओडी असेल तर कोणता आहार घ्यावा किंवा पीसीओडी असेल तर काय खावे आणि काय खाऊ नये हे समजून घेऊ.

पीसीओडी असेल तर काय खावे आणि काय खाऊ नये?

पीसीओडी हा इन्सुलिन आणि अँड्रोजनच्या वाढलेल्या पातळीमुळे होतो, त्यामुळे आहारात या हार्मोन्सची निर्मिती कमी करणाऱ्या पदार्थांचा समावेश असावा; याबरोबरच प्रोजेस्टेरॉन आणि इस्ट्रोजेन हार्मोन्स वाढतील असे पदार्थ खावेत.

- **तंतुमय पदार्थ खा :** फायबरयुक्त पदार्थ इन्सुलिन नियंत्रित करण्यास मदत करतात, म्हणून फायबरयुक्त पदार्थ खा. यात प्रामुख्याने भाज्या, फळे आणि मोड आलेल्या कडधान्यांचा समावेश असतो. तृणधान्य, चणे, राजमा, हिरवे वाटाणे, अंबाडी, अंजीर, पालक, पेअर, पेरू, खोबरे यांमध्ये भरपूर फायबर असते. गाजर, सफरचंद, मका, मक्याच्या लाह्या, सालीसह उकडलेले बटाटे, बदाम, स्ट्रॉबेरी, संत्री यामध्येदेखील भरपूर प्रमाणात फायबर असते.
- **कमी फॅट असलेल्या प्रथिनांचा आहारात समावेश करा :** प्रथिनयुक्त आहार शरीरातील एंड्रोजेन आणि टेस्टोस्टेरॉनची वाढलेली पातळी कमी करण्यास आणि वाढलेले वजन नियंत्रित करण्यातदेखील मदत करतो. तसेच प्रथिने – जसे की, डाळी, कडधान्ये, मासे, चिकन, अंडी – शरीरातील वाढलेली साखरेची पातळी नियंत्रित करण्यासदेखील मदत करतात.
- **हिरव्या पालेभाज्या जरूर खा :** पालक, मेथी, माठ, राजगिरा यांसारख्या हिरव्या पालेभाज्यांमध्ये फायबर, लोह, मॅग्नेशियम, पोटॅशियम, व्हिटॅमिन बी आणि कॅल्शियमचे प्रमाण जास्त असते. हिरव्या पालेभाज्यांमधे सर्व महत्त्वाचे पोषक घटक असल्याने ते शरीराच्या वाढीसाठी तसेच चांगल्या आरोग्यासाठी महत्त्वाच्या आहेत.
- **साखरयुक्त पदार्थ टाळा :** रक्तशर्करा वाढल्याने लठ्ठपणा वाढतो, म्हणून ते टाळण्यासाठी बेकरी उत्पादने, चॉकलेट्स, फळांचे रस किंवा कोणतेही

गोड पदार्थ पूर्णपणे खाणे थांबवा. या सर्वांमध्ये साखरेचे प्रमाण जास्त असते आणि त्याचा इन्सुलिनच्या पातळीवर नकारात्मक परिणाम होतो.

- **कार्बोहायड्रेट्स जास्त असलेले पदार्थ टाळा :** कार्बोहायड्रेट्समध्ये फायबर नसते आणि ते इन्सुलिनची पातळी वाढवतात. त्यामुळे वजन वाढू शकते. प्रक्रिया केलेल्या कार्बोहायड्रेट स्रोतांमध्ये केक, पेस्ट्री आणि पांढरा ब्रेड यांचा समावेश होतो. पांढरे तांदूळ आणि बटाटे अशा पदार्थांचा ग्लायसेमिक इंडेक्स जास्त असतो. तुमच्या आहारातून हे पदार्थ वगळा.
- **तळलेले पदार्थ :** यात मीठ आणि ट्रान्स फॅट्सचे प्रमाण जास्त असते आणि ते पीसीओडीसाठी चांगले नसतात; त्याचप्रमाणे या तळलेल्या पदार्थांमध्ये कॅलरीजदेखील जास्त असतात, ज्यामुळे वजन वाढू शकते. ते टाळण्यासाठी तळलेले पदार्थ खाणे टाळलेलेच बरे!

अशा प्रकारे सकस आहार, योगासने किंवा व्यायाम आणि निरोगी जीवनशैलीचा अवलंब करून पीसीओडी बरा होऊ शकतो. याशिवाय, प्रत्येक व्यक्तीचे वय, आजाराची तीव्रता, उद्‌भवणाऱ्या समस्या यांबद्दल काही शंका असल्यास स्त्रीरोगतज्ज्ञांचा सल्ला अवश्य घ्या.

पीसीओएस कमी करण्यासाठी हा घ्या आहार!

जीवनशैली बदलली, तसे आजारांचे स्वरूपही बदलले आहे. आजकाल PCOS (PolyCysticOvarySyndrome) ही स्त्रियांमध्ये आढळणारी सर्वसामान्य समस्या आहे. ही केवळ शारीरिक तक्रार नसून, पूर्णपणे जीवनशैलीशी आणि आहाराशी संबंधित आहे. योग्य आहार घेतल्यास औषधांशिवायही पीसीओएसची लक्षणे मोठ्या प्रमाणात कमी होऊ शकतात.

पीसीओएसमध्ये आहार का महत्त्वाचा आहे?

- पीसीओएस असलेल्या स्त्रियांमध्ये इन्सुलिन प्रतिरोधकता (Insulin Resistance) वाढलेली असते. यामुळे शरीरात साखरेचे प्रमाण वाढते आणि वजन वेगाने वाढू लागते. योग्य आहार घेतल्याने रक्तातील साखर नियंत्रणात राहते आणि हार्मोनल संतुलन सुधारते.

काय खावे?

- **फायबरयुक्त पदार्थ :** पचन सावकाश होते; रक्तातील साखर हळू वाढते. उदा.: पालेभाज्या, मोड आलेली कडधान्ये, पेरू, सफरचंद, पपई इ. फळे

- **लो ग्लायसेमिक इंडेक्स (Low GI) पदार्थ** : ज्या पदार्थांमुळे साखर हळूहळू वाढते. उदाहरणार्थ, ओट्स, बाजरी, ज्वारी, नाचणी, ब्राऊन राइस.
- **प्रथिने** : स्नायूंच्या मजबुतीसाठी आणि पोट भरलेले राहण्यासाठी प्रथिने आवश्यक; उदाहरणार्थ, मूगडाळ, मसूर, अंडी, मासे, पनीर, सोयाबीन
- **निरोगी मेद (Healthy Fats)** : हार्मोन्स तयार करण्यासाठी चांगल्या फॅट्सची आवश्यकता असते. उदाहरणार्थ, बदाम, अक्रोड, जवसाच्या बिया (Flax seeds), भोपळ्याच्या बिया, खोबरेल तेल
- **दाहशामक पदार्थ (Anti-inflammatory foods)**: शरीरातील सूज कमी करण्यासाठी. उदाहरणार्थ, हळद, आले, दालचिनी आणि तुळस

काय खाऊ नये?

- **साखर आणि गोड पदार्थ** : मिठाई, शीतपेये, साखरयुक्त चहा-कॉफी
- **मैदा व प्रक्रियाजन्य पदार्थ** : बिस्किटे, पांढरा ब्रेड, पास्ता, पिझ्झा, नूडल्स
- **जास्त तेलकट आणि जंक फूड** : वडापाव, समोसे, पॅकेज्ड स्नॅक्स
- **दुग्धजन्य पदार्थांचे अतिसेवन** : काही स्त्रियांमध्ये दूध किंवा दुग्धजन्य पदार्थांमुळे पुरळ (Acne) वाढण्याची शक्यता असते, अशा वेळी आहारातील त्यांचे प्रमाण कमी करावे.

याकडे लक्ष द्या

१. **पाणी** : दिवसातून किमान तीन-चार लीटर पाणी प्या
२. **नियमितता** : जेवणाच्या वेळा पाळा. झोपण्यापूर्वी किमान दोन-तीन तास आधी रात्रीचे जेवण करा.
३. **दालचिनीचे पाणी** : सकाळी रिकाम्या पोटी दालचिनीचे पाणी प्यायल्याने इन्सुलिनची पातळी सुधारते.
४. **व्यायाम** : दिवसातून किमान ३० मिनिटे चालणे किंवा योगासने अनिवार्य

प्रत्येक स्त्रीचे शरीर वेगळे असते. म्हणूनच, कोणताही मोठा बदल करण्यापूर्वी तज्ज्ञांचा सल्ला घेणे केव्हाही उत्तम! जीवनशैलीत बदल करून त्याला उत्तम आहाराची जोड दिली तर समस्या दूर होण्यास वेळ लागत नाही, हे मात्र नक्की!

विभाग चौथा

ताणतणाव, झोप, व्यायाम आणि आहार

‘लाईफ बॅलन्स’चा फॉर्म्युला

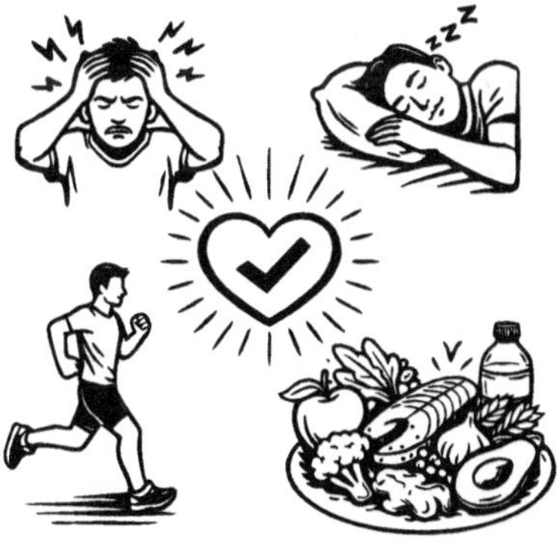

चांगल्या आरोग्यासाठी तणावमुक्त राहणे आवश्यक आहे.
त्यासाठी सध्या अनेक पर्याय उपलब्ध आहेत.
तणाव कमी करण्यासाठी झोप आणि व्यायाम महत्त्वाचा आहे.
योग्य आहार, व्यायाम आणि ताणतणावाचे व्यवस्थापन हा निरोगी जीवनाचा पाया आहे.

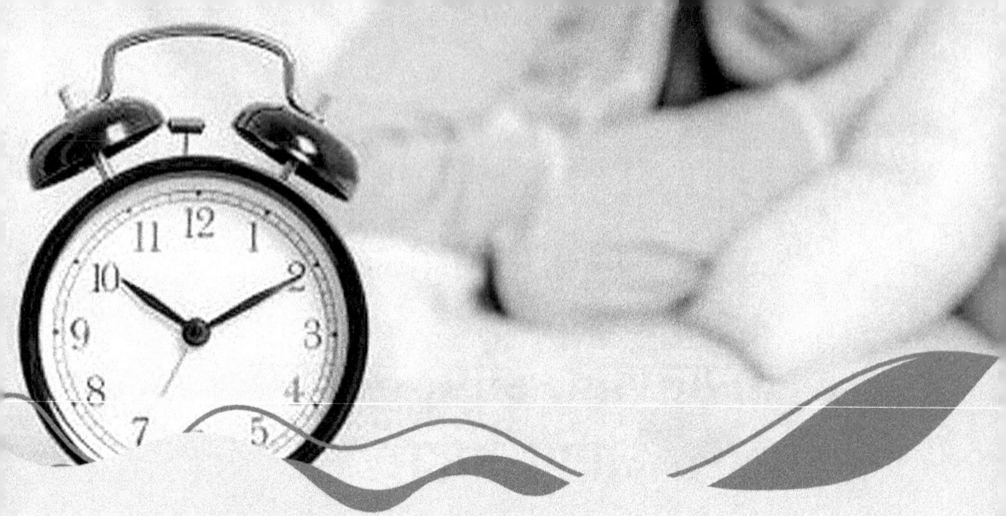

४.१

‘तणाव’ नाही ‘तारुण्य’ येईल!

‘लवकर निजे, लवकर उठे, तया ज्ञान, आरोग्य, संपत्ती लाभे’ अशी साधी सोपी म्हण आपण वर्षानुवर्षे ऐकत आलो आहोत. यात केवळ आरोग्याचेच नाही तर जीवनाचे सार सांगितले आहे. पूर्वी प्रत्येक घरात लवकर झोपण्याचा आणि लवकर उठण्याचा आग्रह वडीलधाऱ्यांकडून व्हायचा, म्हणून ती आपली जीवनशैली बनली होती. पण कोरोनानंतर आणि मोबाईलच्या अतिवापरानंतर झोपेचे आणि उठण्याचे चक्र बदलले आहे. या बदललेल्या जीवनचक्राचा किंवा जीवनशैलीचा आरोग्यावर परिणाम झाला आहे. सहाजिकच, आरोग्य बिघडते तेव्हा त्याचा ज्ञान आणि धनसंपदेवरही परिणाम होतो. म्हणूनच झोपेची आणि उठण्याची वेळ अतिशय महत्त्वाची आहे.

नियमित रात्रपाळीचे काम असणारे, तसेच ‘मला रात्री उशिरापर्यंत झोपच येत नाही’ असे म्हणत मोबाईलवर वेळ घालवणाऱ्या लोकांना नेहमीच कोणत्या ना कोणत्या त्रासाचा सामना करावा लागतो. यांचे पुरेशी झोप न मिळाल्याने खाण्याचे गणित बिघडलेले असते, त्यातून शारीरिक व्याधी आणि गुंतागुंतीची सुरुवात होते. तरुण वय असेल तर हा त्रास जाणवत नाही, पण नंतर त्याचे आयुष्यभर परिणाम भोगावे लागतात.

पुरेशी झोप न मिळाल्यामुळे अतिखाण्याचे दुष्टचक्र सुरू होऊ शकते आणि त्यातून झोप आणखी कमी होऊ शकते. परंतु आरोग्यदायी अन्न खाऊन आणि योग्य वेळा पाळून झोप सुधारणे शक्य असते.

दीर्घ काळपर्यंत जागे राहिलो की आपल्याला जास्त ऊर्जा लागते हे खरे असले तरी ती अति प्रमाणात गरजेची असते असे नाही. उलट, झोपेत असताना आपला मेंदू व शरीर मोठ्या प्रमाणात कार्यरत असतात. तरीही, झोप कमी झाल्यावर आपण गरजेपेक्षा दोन वा तीन पट अधिक प्रमाणात कॅलरी ग्रहण करू लागतो.

भुकेवर नियंत्रण राखणाऱ्या लेप्टिन आणि घ्रेलीन या दोन हार्मोनवर झोप परिणाम करत असते, हे यामागचे कारण आहे. आपण पुरेसे खाल्लेले आहे, हा संदेश लेप्टिन आपल्या मेंदूपर्यंत पोहोचवते. लेप्टिनची पातळी जास्त असेल, तर आपली भूक कमी होते. घ्रेलीन याच्या उलट प्रक्रिया पार पाडते. घ्रेलीनची पातळी जास्त असेल तेव्हा आपल्याला सातत्याने भूक लागत राहते आणि पुरेशी झोप मिळाली नाही तर हे दोन हार्मोन विरुद्ध दिशांना जातात, असे सिद्ध करणारे प्रयोग झाले आहेत. लेप्टिनची पातळी बरीच कमी होते, त्यातून भूक वाढते; तर दुसरीकडे घ्रेलीनची पातळी वाढते आणि कितीही खाल्ले तरी समाधान होत नाही!

अशा प्रकारे पुरेशी झोप घेतली नाही, तर एकाच गुन्ह्याची दुहेरी शिक्षा भोगावी लागते. हे असे का होत असावे? पुरेशी झोप न मिळण्याचा अर्थ आपली उपासमार होते आहे, असे मेंदूला वाटते. म्हणून आपल्याला अधिकाधिक भूक लागल्यासारखे वाटते आणि जास्त खाल्ले जाते.

पुरेशी झोप न मिळाल्याने आपण किती खातो यावरच परिणाम होत नाही, तर आपण काय खातो यावरही परिणाम होतो. ज्या लोकांना पुरेशी झोप मिळत नाही त्यांना गोड, खारट आणि जास्त कर्बोदके असलेले पदार्थ खाण्याची इच्छा होऊ शकते.

झोप आणि रोजच्या जीवनातील तणाव यांचा खूप जवळचा संबंध आहे.

आपले शरीर तणावाखाली आहे, हे कसे ओळखावे?

जर तुम्हांला निद्रानाश, चिडचिडेपणा, भूक वाढणे, चिंता, भयानक स्वप्ने यांसारखी लक्षणे जाणवत असतील तर तुमचे मन तणावाखाली आहे असे समजावे. तीव्र ताण तुमच्या पचनसंस्थेपासून, रोगप्रतिकारक शक्ती ते अगदी

पुनरुत्पादकतापर्यंत सर्वांवर परिणाम करतो. राष्ट्रीय मानसिक आरोग्य संस्थेच्या (एनआयएमएच) मते, जुनाट आजारांकडे पुरेसे लक्ष नाही दिले तर तीव्र तणावामुळे लठ्ठपणा, टाइप 2 मधुमेह, हृदयविकार, नैराश्य आणि चिंता यांसारख्या आजारांचा धोका वाढतो.

आहारातील बदल आणि व्यायाम, स्वतःला विश्रांती देणे आणि चांगली झोप हे तणाव कमी करण्याचे महत्त्वाचे मार्ग आहेत.

तणाव आणि आहार व्यवस्थापन

- **योग्य पदार्थांची निवड :** अंडी आणि अक्रोड मेंदूवर परिणाम करतात, ज्यामुळे तृप्ती, मूड नियमन, आणि झोप आणि ऊर्जा संतुलनास मदत होते.
- **संपूर्ण धान्य कर्बोदके :** योग्य कर्बोदके तणाव कमी करू शकतात! कर्बोदकांमध्ये शरीरातील सेरोटोनिनची पातळी वाढवतात, ज्यामुळे मूड सुधारण्यास आणि तणाव कमी करण्यास मदत होते. कॉम्प्लेक्स कार्बोहायड्रेट आपल्या तणावाच्या पातळीसाठी चमत्कार करू शकतात. कारण ते हळूहळू पचतात आणि रक्तातील साखरेची पातळी स्थिर ठेवतात, कॉम्प्लेक्स कार्बोहायड्रेटचे स्रोत म्हणजे रताळे आणि संपूर्ण धान्य (तांदूळ, रोटी, डाळ).
- **केळी :** त्यात मूड-बूस्टिंग केमिकल डोपामाइन तसेच मॅग्नेशियम असते. बी ६ सारख्या विशिष्ट बी व्हिटॅमिनचा समृद्ध स्रोत, ज्यामुळे तणाव आणि थकवा कमी होऊ शकतो. केळामधील पोटॅशियम उच्च रक्तदाब कमी करण्यास मदत करू शकते.
- **मासे :** माशांमधील हार्ट-हेल्दी ओमेगा-3 फॅटी ॲसिडमुळे नैराश्य कमी होण्यास मदत होऊ शकते. उदाहरणार्थ, रावस
- **पाणी :** अगदी सौम्य निर्जलीकरण (डिहायड्रेशन)देखील कॉर्टिसोलची पातळी वाढवू शकते, यामुळे ताण वाढतो. म्हणून हंगामी आवश्यकतेनुसार कमीत कमी सहा ते आठ ग्लास पाणी प्यायल्याने निर्जलीकरण टाळता येते.
- **दूध :** कॅल्शियम केवळ आपली हाडेच मजबूत करत नाही, तर त्यामध्ये असलेल्या व्हिटॅमिन डीमुळे मूड आणि स्नायू यांना स्थिरता मिळू शकते. हे पोषक तत्त्व स्त्रियांमध्ये मासिक पाळीपूर्व सिंड्रोमची लक्षणेदेखील कमी करू शकते.

- **नट्स :** ते अहितकर पदार्थ खाण्याची इच्छा कमी करण्यास, रक्तदाब कमी करण्यास मदत करते; तसेच त्यातील बी व्हिटॅमिन तणावाची पातळी कमी करते. परंतु हे फक्त लहान मूठभर घ्यावे, कारण नट्समध्ये कॅलरीज जास्त असतात आणि त्यामुळे वजन वाढण्याची शक्यता असते.
- **संत्री आणि इतर व्हिटॅमिन सी समृद्ध फळे :** व्हिटॅमिन सी कॉर्टिसोलची पातळी कमी करते आणि एकूणच ताण कमी होतो. संत्री, द्राक्षे आणि स्ट्रॉबेरीसह लिंबूवर्गीय फळे खाणे ही एक चांगली सुरुवात आहे.
- **हिरव्या भाज्या :** पालक आणि इतर कच्ची फळे आणि भाज्या ताण कमी करणारे पॉवरहाउस आहेत, मॅग्नेशियमचा समृद्ध स्रोत म्हणून, हिरव्या भाज्या कॉर्टिसोल आणि रक्तदाब पातळी नियंत्रित करण्यास मदत करतात. तसेच, हिरव्या पालेभाज्यांमध्ये फोलेट असते, जे फील- गुड केमिकल डोपामाइन तयार करण्यात मुख्य भूमिका बजावते.
- **चॉकलेट :** जे अँटिऑक्सिडंट्समध्येदेखील समृद्ध आहे. ते शरीरातील ताण संप्रेरकाची पातळीदेखील कमी करू शकते. शिफारस केलेले डोस : मधुमेह नसलेल्या आणि लठ्ठ व्यक्तींसाठी दोन आठवड्यांसाठी ४० ग्रॅम / दिवस.

काय टाळावे?

जे लोक मोठ्या प्रमाणात फळे, भाज्या, मासे आणि संपूर्ण धान्ये असा आहार (मेडिटेरियन डाएट) घेतात त्यांना असा आहार न घेणाऱ्यांपेक्षा निद्रानाशाचा धोका ३५ टक्क्यांनी कमी असतो. त्यांना रात्री चांगली झोप लागण्याची शक्यता १.४ पट जास्त असते.

म्हणूनच मासे, कवचाची फळे व फळबिया यांसारख्या अन्नातून मेलाटोनिनची निर्मिती करणारे ट्रिप्टोफॅन जास्त प्रमाणात मिळते. शिवाय, टॉमेटो, आंबट चेरी व किवी फळ यांसारख्या काही पदार्थांमध्ये मेलाटोनिन असते, जे लोकांना अधिक सहजपणे झोप यायला व जास्त वेळ झोपायला मदत करू शकते.

झोपण्यापूर्वी काही पदार्थ टाळणेदेखील फायदेशीर आहे. कॅफिनबाबत बहुतांश लोकांना माहीत असते. कॅफिनमुळे उत्तेजना मिळते. परंतु त्याचा झोपेवर विपरीत परिणाम होतो. तसेच मिठाचे प्रमाण जास्त असणारे पदार्थ खाल्ले, तर

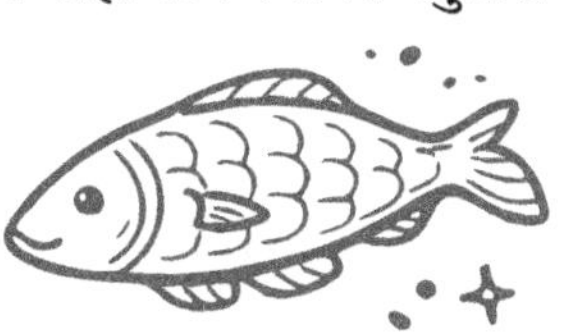

आपल्याला जास्त तहान लागते आणि झोपेत अडथळा येतो. जास्त गोड पदार्थ खाल्ल्यानेसुद्धा रात्रीच्या झोपेत अडथळा येऊ शकतो.

- **कॅफिन :** कॉफी किंवा चहा यासारखी पेये प्रमाणात म्हणजे दिवसभरात एक ते दोन छोटे कप घेतल्यास एकाग्रता सुधारण्यास मदत होते. परंतु ते जास्त प्रमाणात घेतले गेल्यास दुष्परिणाम होऊ शकतात. जास्त कॉफी प्यायल्याने तुम्हांला चिंता आणि नेहमीपेक्षा जास्त ताण येऊ शकतो.
- साखर, मीठ आणि तेल यांचा संगम असलेले पदार्थ म्हणजे बिस्कीट, कुकीज आणि बटाटा चिप्स, कुरकुरे यांसारख्या कार्बमुळे रक्तातील साखर वाढते आणि वेगाने कमी होते. यामुळे क्रेविंग्ज वाढतात.

तणावमुक्ती व्यायाम

तणावमुक्तीसाठी व्यायाम आवश्यक आहे.

- ताशी पाच किलोमीटर वेगाने चालणे. योगासन, प्राणायाम, कपालभाती हादेखील सर्वोत्तम पर्याय असेल.
- **सूर्यनमस्कार :** सावकाश केलेले १० सूर्यनमस्कारदेखील पुरेसे असतील, म्हणजे आपले शरीर ताणले जाईल.
- ट्रेडमिलवर किंवा सायकलवर व्यायाम हादेखील एक चांगला पर्याय असेल.
- चटईवरचे व्यायामदेखील चांगले आहेत. जे वजन कमी करण्याचा व्यायाम करू शकत नाहीत, त्यांच्यासाठी हे चांगले आहे.

चांगली झोप, योग्य आहार आणि व्यायाम असेल तर आपण आपल्या आरोग्याचे योग्य व्यवस्थापन करू शकतो. याची सुरुवात आपण योग्य वेळी झोपणे, सकाळी लवकर उठणे आणि योग्य आहार घेणे यापासून करू शकतो.

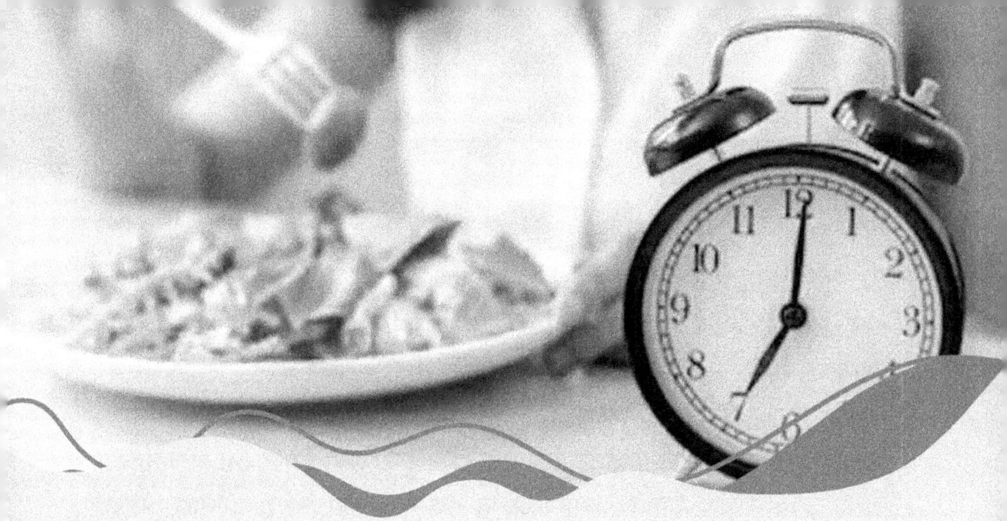

४.२

सूर्य मावळल्यावर जेवण थांबवा!

चांगले आरोग्य लाभणे म्हणजे काय? तर, आजारमुक्त शरीर. शरीर आजारांपासून दूर ठेवण्यासाठी काही नियम पाळावे लागतात. लहानपणापासून आपण हे नियम आपल्या वाडवडिलांकडून ऐकत आलो आहोत. परंतु आधुनिकीकरणाच्या नावाखाली आपण त्यांच्याकडे दुर्लक्ष केले. वैश्विक होण्याच्या नादात आपण आपल्या खाण्यापिण्याच्या, झोपेच्या सवयी बिघडवल्या. यातून जीवनशैलीशी निगडित आजारांचे प्रमाण वाढत गेले. ही परिस्थिती बदलण्यासाठी आपणाला आपल्या मूळ सवयींकडे, मूळ आहाराकडे जाणे आवश्यक आहे.

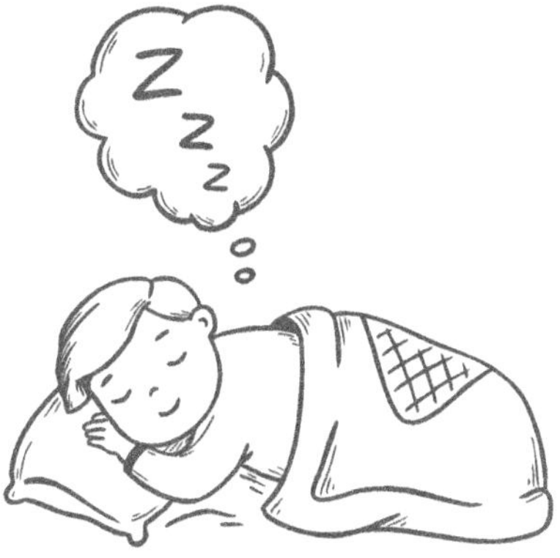

चांगला फिटनेस राखण्यासाठी योग्य व्यायाम आणि योग्य आहार घेणे आवश्यक आहे. वेळेत जेवण्याचा आणि झोपण्याचा सल्ला आपल्याला आई-आजींकडून कित्येकदा मिळालेला असतो. मात्र, आपण सर्रास याकडे दुर्लक्ष करतो. वेळेवर न जेवल्याने अनेक

आजारांना आमंत्रण मिळते. त्याउलट, लवकर आहार घेतल्याने शरीराला अनेक लाभ मिळतात.

रात्रीचे जेवण लवकर का घ्यायचे?

रात्री लवकर जेवण केल्याने पचनसंस्थेला रात्रभर विश्रांती मिळते. पचनसंस्थेचे योग्य कार्य आरोग्यासाठी खूप महत्त्वाचे आहे. रात्री लवकर केलेले जेवण चांगले पचते. कारण जसजसा दिवस पुढे सरकतो, तसतसे आतड्यांमधील ॲसिड आणि एन्झाईम्सचा स्राव कमी होतो. रात्री लवकर जेवण केले तर १२ ते १४ तास आपण सहज उपवास ठेवू शकतो. त्यामुळे अन्न पचवण्यासाठी शरीराला जास्त संघर्ष करावा लागत नाही. मग झोप चांगली होते आणि सकाळी अधिक ताजेतवाने वाटते.

रात्रीचे जेवण कसे असावे?

कितीही आवडीचे आणि आग्रहाचे असले तरी रात्रीचे जेवण घेताना पुढील गोष्टी लक्षात ठेवणे आरोग्यदृष्ट्या फार महत्त्वाचे आहे.

रात्रीच्या जेवणात पोळीऐवजी भाकरीचा पर्याय निवडावा.

सततच्या वरणभाताच्या जागी खिचडी, मसाले भात हे पर्याय निवडावेत.

फळभाज्या आणि पालेभाज्या यांची अदलाबदल करत राहावे.

ज्या व्यक्तींना दही, दूध, ताक खाण्याची सवय आहे, त्यांनी रात्रीच्या जेवणात शेवटी आमटी-भाताऐवजी ताक-भात, दही-भात, कढी-भात खावा. दूध-भात हा तर अधिक उत्तम!

तेलकट अन्न, जंक फूड, मिठाई, चॉकलेट, पचायला जड अन्न, मांसाहार, थंड किंवा गोठलेले अन्न, आइसक्रीम यांसारखे पदार्थ रात्रीच्या जेवणात खाणे टाळावे. हे अन्नपदार्थ खाल्ल्यावर कफ वाढतो. त्यामुळे वजन वाढणे, उलट्या होणे, अपचन यांसारख्या समस्या होऊ शकतात. रात्रीचा आहार हा दोन घासांची भूक राखूनच घ्यावा.

रात्रीच्या जेवणानंतर पचनाला मदत करणारी सुपारी, बडीशेप, विनासुपारी पान, आवळा सुपारी यांसारख्या पाचक पदार्थांचा वापर करावा. तसेच आहार फारच कमी घेतला जाणार नाही, याची काळजी घ्यावी. कारण प्रमाणापेक्षा जास्त किंवा कमी घेतलेला आहार आपल्या झोपेवर परिणाम करतो, हे विसरू नये!

रात्रीच्या जेवणाची वेळसुद्धा निश्चित करून ती फार मागे-पुढे होणार नाही याची काळजी घ्यावी. तसेच, आरोग्याचा विचार करता अनावश्यक जागरण करू नये. आपणच आपल्या खाण्यापिण्याची योग्य ती काळजी घेतली, तर आरोग्य चांगले राहण्यास मदत होईल, हे विसरून चालणार नाही.

ज्येष्ठ व्यक्तींनी आपापल्या क्षमतेनुसार तसेच आवड आणि गरजेनुसार आहार घ्यावा. ज्या पदार्थांच्या सेवनाने त्रास होईल असे पदार्थ खाणे टाळावे.

रात्रीचा आहार पचण्यास हलका असावा. खूप तेलकट-तुपकट-गोड असा नसावा. कारण जड (हेवी) जेवण केले तर पचायला पुरेसा वेळ मिळत नाही. त्यामुळे या अन्नाचे फॅट्समध्ये रूपांतर होते आणि पोटाचे आजार होण्याची शक्यता असते.

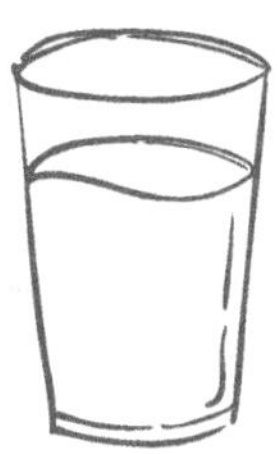

शक्य आहे त्यांनी झोपताना दूध-हळद पिणे अतिशय गरजेचे आहे. यातून ट्रिप्टोफॅन नावाचे रसायन स्त्रावित होते, जे झोप येण्यास मदत करते. तसेच हळदीचे वेगवेगळे फायदेही आहेत.

रात्रीचे जेवण लवकर घेतल्याचे फायदे

- **पाचनतंत्र सुधारते :** तुम्ही लवकर जेवता तेव्हा तुमचे पाचनतंत्र सुधारते. अपचन, पोटफुगी यासारख्या समस्या उद्भवत नाहीत. ॲसिड रिफ्लक्सची समस्या असणाऱ्यांनी रात्रीचे जेवण लवकर करावे. यामुळे त्यांना खूप फायदा होईल; त्याचबरोबर शरीर डिटॉक्सिफाय होते.
- **रक्तशर्करा नियंत्रणात राहते :** रात्री लवकर जेवल्याने इन्सुलिनचे प्रमाण नियंत्रणात राहते. शरीरातील रक्तशर्करेचे प्रमाण वाढण्याचा धोका कमी होतो. त्यामुळे ते नियंत्रित होण्यास मदत होते.
- **पुरेशी झोप मिळते :** रात्री लवकर जेवल्याने रात्री पुरेशी झोप मिळते आणि झोपही गाढ लागते. अधमधे सतत जाग येत नाही. हृदयविकार होण्याची शक्यता कमी होते.

  लवकर जेवण केल्याने हृदयासंबंधित आजारांची शक्यता कमी होते.
- **वजन नियंत्रणात राहते :** संध्याकाळी सात वाजेपर्यंत हलके जेवण करणाऱ्यांच्या कॅलरीज उशिरा जेवणाऱ्यांपेक्षा खूपच कमी असतात. कॅलरीज जितक्या कमी तितके वजन कमी असते.

शतपावली :

रात्रीच्या जेवणानंतर शतपावली करणे खूप महत्त्वाचे आहे. आपले वाडवडीलदेखील रात्रीच्या जेवणानंतर एकाच जागी बसण्याऐवजी थोडा वेळ चालण्याचा सल्ला देतात. तुम्हीही रात्रीच्या जेवणानंतर लगेच झोपायला जात असाल तर तुमची ही सवय अनेक आजारांना आमंत्रण देऊ शकते. म्हणूनच रात्रीच्या जेवणानंतर नियमितपणे थोडा वेळ फिरायला जावे. यामुळे शरीराला अनेक फायदे मिळतात.

१. रात्रीच्या जेवणानंतर दररोज फिरायला जाण्याने पचनक्रिया सुधारते. याच्या मदतीने तुम्ही बद्धकोष्ठता, गॅस, पोटफुगी किंवा पोटाशी संबंधित इतर समस्या टाळू शकता.
२. रात्रीच्या जेवणानंतर शतपावली केल्याने रोगप्रतिकारक शक्ती वाढते. ज्यामुळे तुम्ही अनेक प्रकारचे संसर्ग आणि आजार टाळू शकता.
३. मधुमेहींनी रात्रीच्या जेवणानंतर थोडा वेळ चालणे खूप महत्त्वाचे आहे. चालण्याच्या व्यायामामुळे शरीरातील साखरेची पातळी नियंत्रणात राहते, असे मानले जाते. मधुमेहींसाठी हे खूप फायदेशीर ठरते.
४. वजन कमी करण्यासाठी चयापचय दर अर्थात मेटाबॉलिजम रेट खूप महत्त्वाचा असतो. तुम्हांला वजन कमी करायचे असेल तर रात्रीच्या जेवणानंतर थोडा वेळ शतपावली करावी. चालण्यामुळे मेटाबॉलिजम तर वाढतेच; पण मोठ्या प्रमाणात कॅलरीजही बर्न होतात. जास्त कॅलरी जळल्यामुळे वजनही लवकर कमी होऊ शकते.
५. रात्रीच्या जेवणानंतर शतपावली केल्याने चांगली झोप लागते. यामुळे रक्ताभिसरण सुधारते, ज्यामुळे तुम्ही तणावमुक्त राहता आणि चांगली झोप घेता येते. शांत झोप झाल्यामुळे दुसऱ्या दिवशी तुम्ही ताजेतवाने आणि उत्साही राहता.

सध्याच्या काळात असा क्वचितच कोणीतरी सापडेल, जो रात्री १० वाजताच गाढ झोपतो! काहींना मोबाईल फोनवर चॅट किंवा रील्स स्क्रोल केल्याशिवाय झोपच लागत नाही. उत्तम आरोग्यासाठी शरीराला आठ तासांची झोप आवश्यक आहे. परंतु बिघडलेल्या जीवनशैलीमुळे आरोग्याशी निगडित ही समस्या आणखी वाढत जाते.

रात्री लवकर झोप घेणे कसे फायदेशीर आहे हे पाहू या.

१. रात्री लवकर झोपल्यास मानसिक आरोग्य चांगले राहते. तणाव आणि चिंता यांसारख्या मानसिक समस्यांना विनाकारण बळी पडावे लागत नाही. तणाव टाळण्यासाठी, तणाव संप्रेरक म्हणजेच कॉर्टिसोल नियंत्रित करणे आवश्यक आहे. यासाठी रात्रीची झोप चांगली घ्या.

२. रात्री लवकर झोपल्याने पचनक्रियाही मजबूत राहते. आपण खातो ते सर्व अन्न सहज पचते आणि आपल्याला चांगली झोप लागते.

३. रात्री १० वाजण्यापूर्वी झोपल्याने चयापचय क्रिया चांगली राहते. खाल्लेल्या कॅलरीजदेखील लवकर बर्न होऊ लागतात. त्यामुळे अतिरिक्त चरबी म्हणजेच जास्त वजन आणि लठ्ठपणा यांसारख्या समस्यांपासून आराम मिळतो.

४. लवकर झोपल्याने त्वचा निरोगी राहण्यास मदत होते. पुरेशी झोप घेतल्याने चेहरा उत्साही आणि ताजातवाना दिसतो; तर उशिरा झोपल्यामुळे थकवा, आळस, निद्रानाश चेहऱ्यावर दिसून येतो. अपुऱ्या झोपेमुळे चेहरा थकलेला वाटतो, डोळ्यांवर सूज येते, आणि डोळ्यांखाली काळी वर्तुळे दिसतात.

एक लक्षात घ्या – 'सर सलामत तो पगडी पचास!' आपले आरोग्य चांगले राखणे यालाच सर्वाधिक प्राधान्य द्यायला हवे. त्यासाठी योग्य आहार, योग्य व्यायाम आणि पुरेशी झोप ही त्रिसूत्री कायम लक्षात ठेवायला हवी. या तीन गोष्टी जपल्या तर आयुष्य निरोगी आणि आनंदाने जगण्यात कोणतीच अडचण येत नाही.

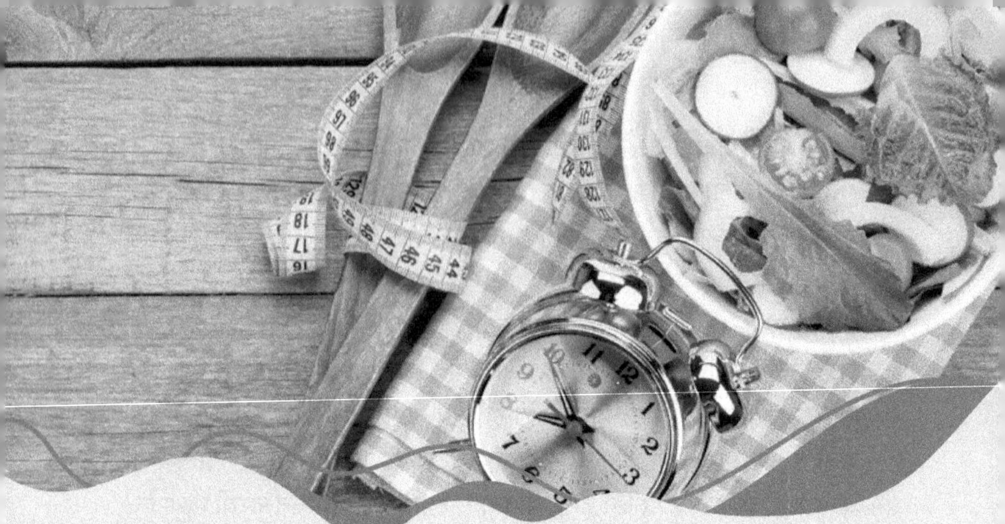

४.३

'गुड नाईट' डाएट!

'आज दणकून जेवण झालं... आता मस्त ताणून देणार...!' हे वाक्य आपण अनेकदा ऐकतो. कारण जेवण आणि झोप यांचा जवळचा संबंध असतो. चांगला आहार आपल्याला चांगली झोप येण्यास कारणीभूत ठरतो. त्यामुळेच निद्रानाशाच्या किंवा झोप न लागण्याच्या विविध कारणांमागे आहार काय घेता, हेही तितकेच महत्त्वाचे असते. 'सहज पचणारा आहार शरीराला चांगला' असे म्हटले जाते. झोपेसाठीसुद्धा तंत्र हेच लागू होते. चांगली झोप ही शरीराला आवश्यक असते. अपूर्ण झोपेचे अनेक दुष्परिणाम आपल्याला माहीत आहेत. परंतु योग्य आहाराच्या मदतीने आपल्याला चांगल्या झोपेचा आनंद घेता येऊ शकतो.

चांगल्या झोपेसाठी चांगले वातावरण महत्त्वाची भूमिका बजावते. रात्रीचे जेवण झोपण्याच्या किमान दोन तास आधी पूर्ण करणे महत्त्वाचे आहे. हे अन्न व्यवस्थित पचण्यास मदत करते, ज्यामुळे चांगली झोप येते. आहार आणि काही शीतपेये यामध्ये चांगली झोप वाढवणारे गुणधर्म असतात. जेव्हा तुम्ही काही

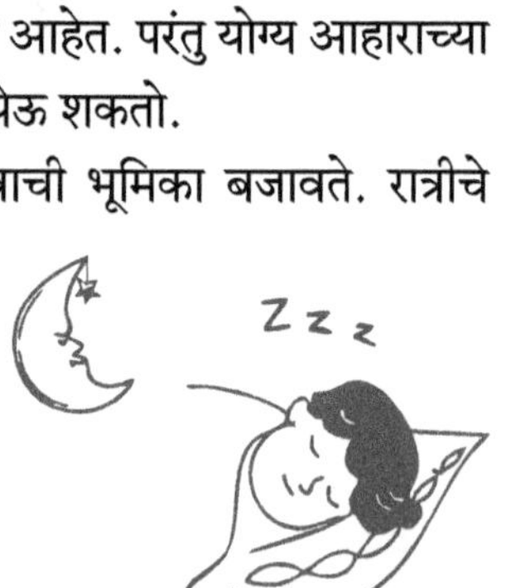

खाता तेव्हाच आपल्याला काय मानवेल, पचेल, आणि आपल्या शरीराला काय पोषक आहे याचा विचार करायला हवा.

झोपेची गुणवत्ता वाढवण्यास बदाम मदत करतात. कारण बदाम हे मेलाटोनिन हार्मोनचा स्रोत आहे. मेलाटोनिन तुमच्या झोपेचे नियमन करते आणि तुमच्या शरीराला चांगल्या झोपेसाठी तयार होण्याचे संकेत देते.

डार्क चॉकलेट हे झोपेसाठी सर्वोत्तम पदार्थांपैकी एक आहे. डार्क चॉकलेटमध्ये सेरोटोनिनदेखील असते, जे तुमच्या मनाला आणि मज्जासंस्थेला शांत करते आणि शांत झोप यायला मदत करते. परंतु मधुमेहींनी यांचे सेवन योग्य प्रमाणात किंवा डॉक्टरांच्या सल्ल्यानुसार करावे.

झोपण्यापूर्वी एका ग्लास दूध उकळून त्यात मखाणा टाकून खाल्ल्यास झोप सुधारते आणि झोपेचे विकारही दूर होतात. त्यामुळे तणाव आणि चिंता कमी करून झोपेला प्रवृत्त करतात.

झोपण्यापूर्वी काही पदार्थ टाळणेदेखील फायदेशीर आहे.

रात्रीच्या जेवणानंतर बऱ्याच लोकांना काहीतरी खाण्याची किंवा स्नॅक्स घेण्याची सवय असते. झोपेच्या वेळी हेल्दी स्नॅक्स निवडले पाहिजेत. चेरी, बदाम, अक्रोड, किवी, हळदयुक्त दूध, केळी आणि ओट्‌चे जाडेभरडे पीठ यांसारखे काही पदार्थ आरोग्यदायी असतात आणि रात्रीची झोप चांगली येण्यास मदत करतात.

थोडक्यात, चांगल्या आरोग्यासाठी चांगली झोप आवश्यक आहे, त्याचबरोबर चांगला आहारदेखील आवश्यक आहे. चांगली झोप तुमचे आरोग्य आणि वजन नियंत्रणात ठेवण्यास मदत करते.

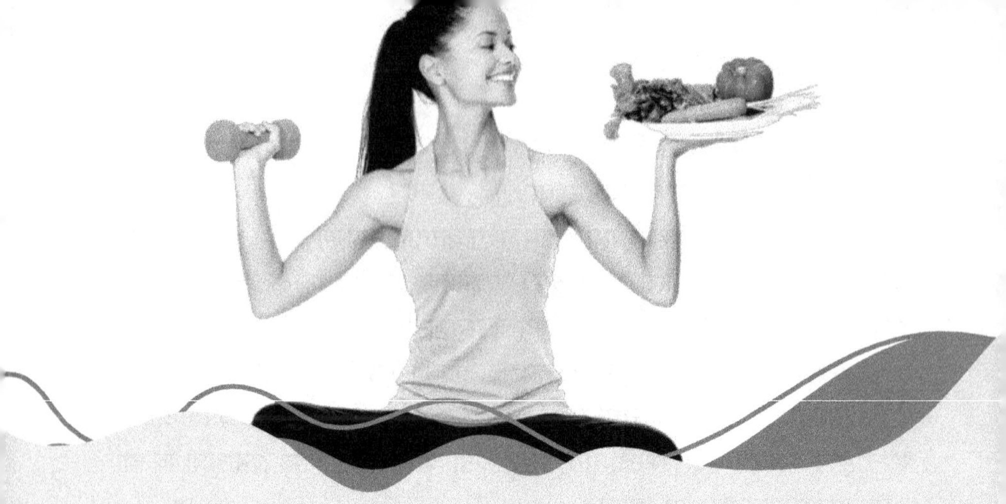

४.४

आहाराला नियमित व्यायामाची जोड

पावसाळा सुरू झाला की चमचमीत खाण्याचा मोह प्रत्येकालाच होतो. गरमगरम भजी, वडापाव, मॅगी अशी प्रत्येकाची फर्माईश वेगळी असते. जिभेची ही फर्माईश पूर्ण करण्यासाठी आपण तातडीने हालचाली करतो. परंतु नेमके याच काळात आपण शरीराची गरज असणाऱ्या व्यायामाकडे दुर्लक्ष करतो! माझ्याकडे येणारे अनेक पेशंट 'आता पावसाळा सुरू झाला आहे. मला फिरायला जायला जमत नाही. म्हणून मी चालणे बंद केले आहे.', 'घरी व्यायामच होत नाही' अशा अनेक सबबी देतात. पण वजन कमी करायचे असेल किंवा कमी झालेले वजन टिकवायचे असेल तर योग्य आहारासोबतच योग्य पद्धतीचा नियमित व्यायाम आवश्यक आहे. व्यायामाला कोणत्याही परिस्थितीत टाळणे चुकीचे आहे. कारण योग्य आहाराला नियमित व्यायामाची जोड नसेल तर तुम्हांला आवश्यक परिणाम कधीच साधता येणार नाहीत.

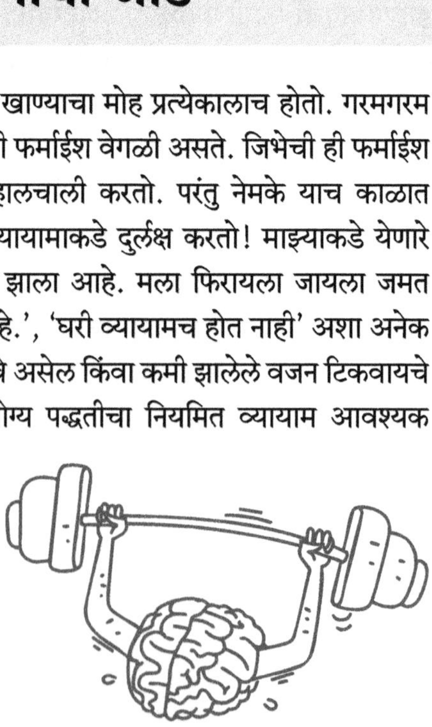

निरोगी शरीरासाठी जसा पौष्टिक आणि संतुलित आहार महत्त्वाचा असतो, तशाच शारीरिक हालचालीही महत्त्वाच्या असतात. शरीरासाठी व्यायाम का महत्त्वाचा आहे, हे आपण पाहू.

१. योग्य वजन नियंत्रणासाठी नियमित शारीरिक हालचाली आवश्यक आहेत. व्यायामामुळे आपल्याला अन्नातून मिळणारी ऊर्जा आणि कॅलरीज बर्न करून व्यायामातून खर्च होणारी ऊर्जा यांचे संतुलन साधण्यास मदत होते.

२. व्यायामामुळे मेंदूमध्ये एंडोर्फिन नावाच्या द्रव्याची निर्मिती होते, जे नैसर्गिक वेदनाशामक व आनंददायी भावना निर्माण करणारे आहे. यामुळे ताण लक्षणीयरीत्या कमी होतो आणि एकंदर मानसिक आरोग्य सुधारते.

३. व्यायामामुळे सकारात्मक भावना उद्दिपित होतात. एंडोर्फिन हे 'फील गुड' (आनंददायी) हार्मोन म्हणून ओळखले जाते. जे मेंदूच्या संवेदना ग्रहण करणाऱ्या पेशींशी संवाद साधून वेदना कमी करते आणि शरीरात सकारात्मक भावना निर्माण करते. यामुळे ताण, चिंता, नकारात्मक भावना आणि नैराश्य दूर होण्यास मदत होते.

४. नियमित व्यायामामुळे मेंदूला रक्तपुरवठा वाढतो, त्यामुळे एकाग्रता, स्मरणशक्ती आणि एकूण मानसिक कार्य सुधारते.

५. शारीरिक हालचालींमुळे जास्त कॅलरीज खर्च होतात. वजन कमी करण्यासाठी आवश्यक असलेल्या कॅलरीज कमी होण्यास मदत होते. फरशी पुसणे, बागकाम, चालणे यांसारख्या दैनंदिन हलक्या व्यायामानेही कॅलरीज लक्षणीयरीत्या खर्च होतात.

६. व्यायामामुळे ताण आणि चिंता कमी होऊन झोपेची गुणवत्ता सुधारते. चांगली झोप मानसिक आरोग्य सुधारते. त्यामुळे सकारात्मक विचारांची साखळी तयार होते.

७. व्यायामामुळे हृदयाचे स्नायू मजबूत होतात अणि त्यांना अधिक कार्यक्षमतेने रक्त पंप करण्यास मदत करते. यामुळे हृदयावरील ताण कमी होतो आणि उच्च रक्तदाब, हृदय धमनी रोग आणि हृदयक्रिया बंद पडणे यांसारखे आजार होण्याचा धोका कमी होतो.

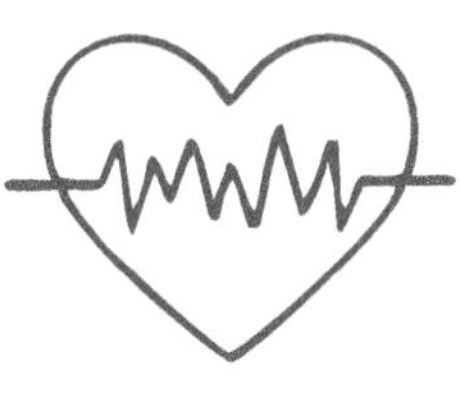

८. नियमित व्यायामामुळे शरीराला रक्तशर्करा नियंत्रित करण्यास मदत होते. व्यायामाने इन्शुलिन संवेदना वाढून पेशींना जास्त कार्यक्षमतेने ग्लुकोज वापरण्यास मदत करते. यामुळे रक्तशर्करा नियंत्रित राहून टाइप २ मधुमेहाचा धोका कमी होतो.
९. व्यायामामुळे रक्तवाहिन्यांचा लवचीकपणा वाढतो. धमन्यांचा कडकपणा कमी होतो आणि त्यामुळे रक्तदाब कमी होतो. यामुळे रक्तप्रवाह सुधारतो आणि उच्च रक्तदाबाचा धोका कमी होतो.

आरोग्यदायी आहार आपल्या शरीराला आवश्यक पोषकद्रव्ये पुरवतो, तर शारीरिक हालचाली या पोषक द्रव्यांचा परिणामकारक वापर करण्यास मदत करतात. आपले एकूण आरोग्य सुधारण्यासाठी व नियंत्रणात ठेवण्यायासाठी दररोज शारीरिक व्यायाम खूप महत्त्वाचा आहे. एक वेळ अधूनमधून जेवण चुकवले तरी चालेल, परंतु व्यायाम चुकवण्यासाठी कोणताही बहाणा सांगू नका. तो नियमित केलाच पाहिजे.

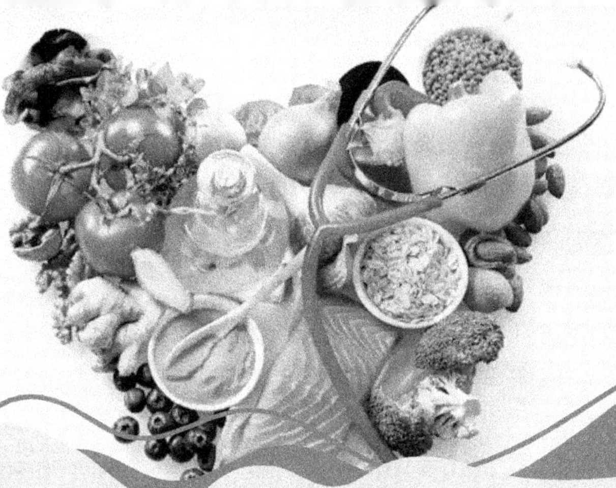

४.५

प्रदूषणात तंदुरुस्त राहण्यासाठी आहार!

आजकाल घराबाहेर पडले की आपल्याला धुक्यासारखे वातावरण, कोंदट हवा पाहायला मिळते. अनेकदा श्वास घेण्यास त्रास होतो. दिल्ली, मुंबई आणि आता काही प्रमाणात पुण्यातही अति प्रदूषणातून अनेक आजार वाढत आहेत. दिवाळीच्या फटाक्यांमुळे काय अवस्था झाली होती, याचा अनुभवही आपण घेतला आहे. वाढणारी वाहने, कमी होत असलेली झाडे यामुळे प्रदूषणाची पातळी दिवसेंदिवस वाढत जाणार आहे. या परिस्थितीत निरोगी जीवन जगणेदेखील आपल्यासाठी कसोटी ठरणार आहे. अशा वातावरणात योग्य आहार कोणता असावा, असे अनेक जणांनी मला विचारले होते.

शहरांमधील हवेची पातळी सर्वसामान्य पातळीपेक्षा खूपच कमी आहे. श्वसनाचे आणि हृदयविकाराचे आजार वाढत आहेत. या सर्वांचा सामना करण्यासाठी आहार कसा असावा हे पाहणे आवश्यक आहे.

हवेत असलेल्या सूक्ष्म कणांमुळे अस्थमा, सीओपीडी, खोकला, श्वसन मार्गाला सूज येणे, घसा खवखवणे, श्वसनसंस्थेचे आकुंचन असे विविध श्वसनाचे विविध आजार दिसून येतात. हे टाळण्यासाठी –

१. ओमेगा थ्री फॅटी ॲसिडयुक्त पदार्थ : मासे (मुख्यत्वे बांगडा, सुरमई), अळशीच्या बिया, सूर्यफुलाच्या बिया, अक्रोड, सोयाबीन ऑइल, शिंपले आदींचा आहारात समावेश करावा.

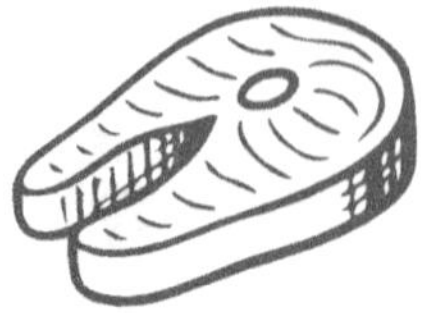

२. आहारामध्ये ओमेगा-3 फॅटी ॲसिडयुक्त पदार्थांचा समावेश केल्याने, फुप्फुसांच्या ॲलर्जीमुळे जमा होणारा घशातील कफ (श्लेष्मा) कमी होऊ शकतो.

३. याशिवाय रक्तातील ओमेगा-3 फॅटी ॲसिडचे प्रमाण जास्त असल्यास फुप्फुसांचे आरोग्य सुधारू शकते.

४. वाहनांमधून आणि कारखान्यांमधून सोडल्या जाणाऱ्या धुरामुळे (नायट्रोजन डायऑक्साईड आणि सल्फर डायऑक्साइड) श्वसनमार्गाला सूज येणे / जळजळ, अस्थमा, श्वास घेण्यास त्रास, ब्रोन्कायटिस, गंधाची जाणीव न होणे, लहान मुलांच्या फुप्फुसांची क्षमता कमी होणे, शरीराची ऑक्सिजन वाहून नेण्याची क्षमता कमी होणे, डोकेदुखी, धाप लागणे, ताप, सर्दी, छातीत पिवळा श्लेष्मा जमा होणे आदी लक्षणे दिसतात.

हे टाळण्यासाठी आहारात लिंबू, संत्री, मोसंबी, चेरी, स्ट्रॉबेरी, किवी, पेरू, आवळा, पपई, ब्रोकॉली, सिमला मिरची अशा व्हिटॅमिन सी युक्त पदार्थांचा समावेश करावा.

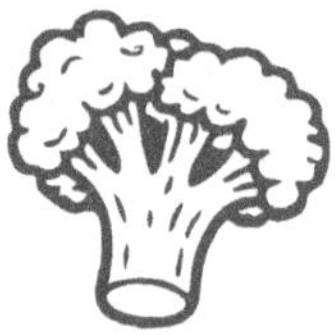

५. यामुळे फुप्फुसाचा कॅन्सर, लंग फायब्रोसिस (फुप्फुसातील ॲलवीओलाय पेशींना इजा होऊन ऑक्सिजन सामावून घेण्याची क्षमता कमी होणे) यासारख्या दीर्घकालीन आजारांपासून संरक्षण मिळते.

६. पोटॅशियमयुक्त पदार्थ : टोमॅटो, बीट, केळी, बटाटा, संत्री, रताळे, नारळपाणी, हिरव्या पालेभाज्या यांचाही समावेश आहारात करावा.

७. पोटॅशियमच्या कमतरतेमुळे श्वसनाला त्रास होऊ शकतो. त्यामुळे अस्थमा आणि सीओपीडी असणाऱ्या लोकांनी प्रदूषणापासून वाचण्यासाठी योग्य प्रमाणात आहारात पोटॅशियमयुक्त घटकांचा समावेश करणे गरजेचे आहे.

८. विविध प्रकारच्या विषारी केमिकल्समुळे डोळे चुरचुरणे, घसा खवखवणे, डोकेदुखी, मळमळ, श्वसनाला त्रास, मेंदूचे आजार, किडनीच्या समस्या,

यकृताचे आजार होतात. त्यापासून बचावासाठी आहारात हळद, आंबेहळद, कढीपत्त्याची पाने अँटिऑक्सिडेंट आणि कर्क्युमिनयुक्त पदार्थांचा जास्तीत जास्त समावेश करावा. यामुळे आपण मेंदूचे आरोग्य चांगले राखू शकतो.

९. लसूण, आले, काळी मिरी, दालचिनी यांसारखे मसाल्याचे पदार्थ खील फुप्फुसाचे आणि हृदयाचे आरोग्य चांगले ठेवण्यासाठी मदत करू शकतात.

१०. याशिवाय, श्वसनाशी निगडित आजारांसाठी आयुर्वेदात तुळस आणि प्राणायाम गुणकारी सांगितलेले आहे. परंतु आयुर्वेदिक उपचार करताना आयुर्वेदाचार्यांचा सल्ला घेणे आवश्यक आहे.

यापुढील काळात आपल्याला सतत प्रदूषणाशी सामना करावा लागणार आहे. त्यामुळे आपली रोगप्रतिकारक शक्ती अधिकाधिक चांगली ठेवणे, यावरच आपल्याला भर द्यावा लागणार आहे. त्यासाठी योग्य आहार, नियमित व्यायाम आणि योग्य ती प्रतिबंधात्मक काळजी घेणे याला प्रथम प्राधान्य देणे आवश्यक आहे.

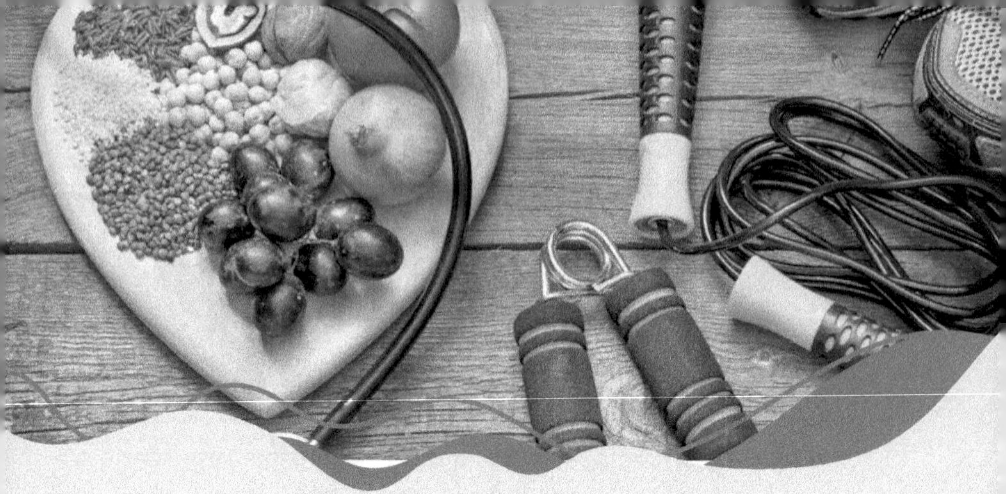

४.६

आरोग्यदायी जगण्यासाठी सात सवयी

तुम्ही सर्वांत जास्त कशाला प्राधान्य देता, असा प्रश्न विचारला तर पहिले उत्तर येईल –स्वतःच्या शरीराला किंवा आरोग्याला! कोरोनानंतर आपल्याला हे समजले आहे की, जगात सर्वांत महत्त्वाची कोणती गोष्ट म्हणजे स्वतःचे आरोग्य! पैसे, करिअर, बँक बॅलन्स, नाव, प्रसिद्धी या गोष्टी तर आहेतच; परंतु स्वतःच्या जिवापुढे या कशाचेच मोल नाही! म्हणून चांगल्या आरोग्याला पर्याय नाही आणि फक्त आपणच आपले हे आरोग्य चांगले ठेवू शकतो. तेथे दुसरा कोणी मदत करू शकत नाही. यासाठी चांगल्या सवयी अंगीकारणे महत्त्वाचे आहे. या सवयी तुमचे जीवन बदलून टाकतील, हा माझा अनुभव आहे.

वजन कमी करण्यासाठी माझ्याकडे येणारे रुग्ण विचारतात, की शरीरात साठलेली अतिरिक्त चरबी कशी कमी करावी? यासाठी सर्वांत पहिली गोष्ट महत्त्वाची आहे ती म्हणजे योग्य आहार घेणे. वाढलेली चरबी वेळीच कमी केली तर आपले हृदयाचे आरोग्य सुधारते, चयापचय सुधारते, मधुमेह आणि उच्च रक्तदाब यासारख्या आजारांचे धोके कमी होतात. यासाठी हंगामी भाज्या, फळे आणि बदाम आदी संतुलित आहाराचा समावेश करावा लागेल. नियमित व्यायाम

करावा लागेल आणि जीवनशैली बदलावी लागेल. यासाठी तुम्हांला या सात सवयी अंगीकाराव्या लागतील.

१. **दररोज नाश्ता करा :** तुमच्या चयापचय प्रक्रियेला गती देण्यासाठी आणि सतत ऊर्जा प्रदान करण्यासाठी दिवसाची सुरुवात निरोगी नाश्त्याने करा. यात प्रथिने, निरोगी चरबी आणि फायबरसमृद्ध कर्बोदके घेणे आवश्यक आहे. जसे की अंडी, ओट्स आणि नाचणी, दही, फळे आणि बदाम यांसारखी संपूर्ण धान्ये आदींचा समावेश करा. दही, फळे आणि बदाम यांचा समावेश असलेला नाश्ता तुमच्या पुढच्या जेवणापर्यंत तुम्हांला पोटभर आणि समाधानी ठेवेल. हे पदार्थ स्नायूंना बळकट करण्यास, सतत ऊर्जा पातळी वाढवण्यास, आतड्यांचे आरोग्य वाढवण्यास, रोगप्रतिकारक शक्ती वाढवण्यास आणि हृदयाचे आरोग्य बळकट करण्यास मदत करतात. १५ आवश्यक पोषक तत्त्वांनी समृद्ध असलेले बदाम विशेष फायदेशीर आहेत. पोटाला तृप्त करणारे गुणधर्म त्यात असल्याने ते तुम्हांला दिवसभर उत्साही आणि सक्रिय ठेवतात.

२. **हृदयासाठी व्यायाम :** हृदय व रक्तवाहिन्यासंबंधी व्यायाम करणे, ज्याला कार्डिओदेखील म्हणतात, कॅलरी बर्न करण्यासाठी आणि तुमचे हृदय निरोगी ठेवण्यासाठी ते महत्त्वाचे आहेत. प्रत्येक आठवड्यात किमान १५० मिनिटे मध्यम-तीव्रतेचा व्यायाम किंवा ७५ मिनिटे जोमदार व्यायाम करण्याचा प्रयत्न करा.

३. **वजने उचलणे :** तुमच्या दिनचर्येत ताकद वाढवणारे किंवा स्नायू बळकट करणारे व्यायाम करणे आवश्यक आहे. बळकट स्नायू तुमचे चयापचय वाढवते आणि चरबी जाळण्यास मदत करते. आठवड्यातून दोन ते तीन वेळा सर्व प्रमुख स्नायूंना व्यायाम होईल असे पाहावे. प्रभावी व्यायामांमध्ये स्क्वॅट्स, डेडलिफ्ट्स, बेंच प्रेस, रो आणि ओव्हरहेड प्रेस यांचा समावेश होतो. हे व्यायाम शक्ती निर्माण करतील आणि प्रभावीपणे चरबी जाळतील.

४. **फायबरसमृद्ध आहार :** वजन कमी करण्यासाठी तुमच्या आहारात बदाम, फळे, भाज्या आणि संपूर्ण धान्य यांसारखे फायबरयुक्त पदार्थ समाविष्ट करणे महत्त्वाचे आहे. हे पदार्थ तुम्हांला जास्त काळ पोट भरलेले ठेवतात आणि पचनास मदत करतात. तुम्हांला भूक लागल्यावर जंक फूडवर अवलंबून राहू

नये म्हणून, पौष्टिक नाश्ता म्हणून बदाम, भडंग, फुटाणे किंवा एखादे फळ आपल्यासोबत ठेवा. जेवणात या फायबरयुक्त पदार्थांचा समावेश केल्याने तुमची भूक नियंत्रित राहते आणि तुमच्या कॅलरीज कमी होतात, ज्यामुळे तुमची चरबी कमी होण्यास मदत होते.

५. **पुरेसे पाणी प्या :** दिवसभर पुरेसे पाणी पिणे तुमच्या चयापचय प्रक्रियेला चालना देण्यासाठी आणि चरबी कमी करण्यास मदत करण्यासाठी महत्वाचे आहे. हायड्रेटेड राहिल्याने तुम्हांला पोट भरल्यासारखे वाटते, ज्यामुळे जास्त खाणे कमी होऊ शकते आणि तुमच्या शरीराची कार्यक्षमता वाढू शकते. यासाठी नेहमी स्वतःची पाण्याची बाटली सोबत ठेवा. पाणीदार फळांचे सेवन करा. चहा घेत असाल तर हर्बल टी वापरून पाहा. तुमच्या शरीरात योग्य प्रमाणात पाणी असल्यास ते तुम्हाला चरबी कमी करण्यास आणि वजन राखण्यास मदत करेल.

६. **मन लावून खा :** बऱ्याच लोकांना जेवताना मोबाईल किंवा टीव्ही पाहण्याची सवय असते. लहान मुले तर सध्या मोबाईल पाहिल्याशिवाय जेवतच नाहीत, असे पालक सांगतात. या वाईट सवयी मोडायला हव्यात. जेवताना तुम्ही अन्नावर लक्ष केंद्रित केले पाहिजे. त्यामुळे तुम्ही किती खाता याचा अंदाज येतो, खाल्लेल्या अन्नाचे योग्य पचन होण्यास मदत होते, आणि जेवणावर लक्ष दिल्याने तुम्हांला छान पोट भरल्याचेही समाधान मिळते.

७. **तणाव पातळी व्यवस्थापित करा :** तीव्र तणावामुळे वजन वाढू शकते आणि चरबी कमी करणे कठीण होऊ शकते. तणावाचे योग्य व्यवस्थापन केल्याने तुमचे शारीरिक आणि मानसिक आरोग्य सुधारू शकते. यासाठी ध्यान, योग किंवा दीर्घ श्वासोच्छ्वासाच्या व्यायामाची मदत घ्या. शरीराला योग्य विश्रांती आणि झोप मिळेल याकडे लक्ष द्या.

या सात सवयी तुमची जीवनशैली बदलण्यासाठी निश्चितच उपयुक्त ठरतील. तुमचे जीवन आरोग्यदायी बनवण्याच्या दिशेने हे एक महत्त्वाचे पाऊल असेल. म्हणून आजपासूनच या सवयी अंगीकारून स्वतःचे आरोग्य सुधारण्यास सुरुवात करा.

विभाग पाचवा

विशेष गरजांसाठी आहार

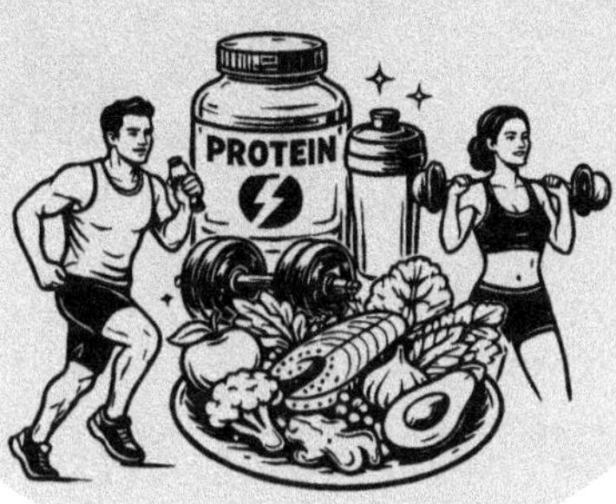

चांगल्या, शास्त्रशुद्ध व्यायामासोबतच चांगले पोषणमूल्य आणि शारीरिक झीज भरून काढणारा आहारदेखील तितकाच महत्त्वाचा असतो. हल्ली हौशी धावपटू किंवा जिम करणाऱ्यांची संख्या वाढताना दिसते आहे. व्यायामाकडे, शरीर तंदुरूस्तीकडे लोकांचा कल वाढतो आहे.

तसेच वेगवेगळ्या काळात शरीराच्या आहाराच्या गरजाही बदलतात. त्याही पूर्ण करायला हव्यात. खेळाडू म्हणून घडताना, मॅरेथॉनमध्ये धावताना, रजोनिवृत्तीच्या काळाला सामोरे जाताना, गर्भारपण, बाळंतपण आणि स्तनदा मातेला अशा प्रत्येक गरजेसाठीच वेगवेगळा आहार आवश्यक असतो. तो कोणते ते जाणून घेऊ या.

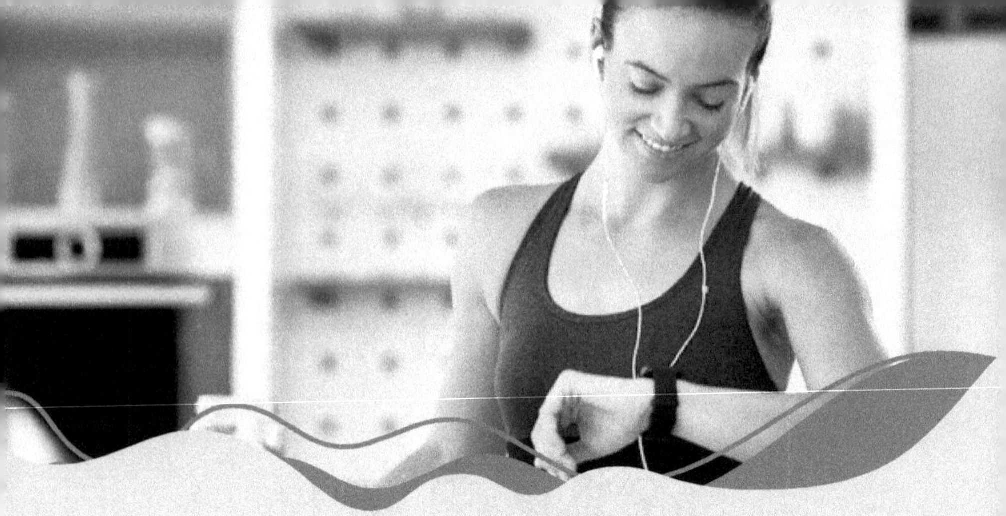

५.१

खेळाडूंचा आहार कसा असावा?

चांगल्या, शास्त्रशुद्ध व्यायामासोबतच चांगले पोषणमूल्य आणि शारीरिक झीज भरून काढणारा आहारदेखील तितकाच महत्त्वाचा असतो. पूर्वी, म्हणजे आपल्या आजी-पणजीच्या काळात माणसं अगदी हट्टीकट्टी असायची. शारीरिक कष्ट करण्याची क्षमता त्यांच्यात जास्त होतीच; तरीही अंगदुखी, गुडघेदुखी, मणक्यांचे आजार, खाली वाकता येत नाही, बसता येत नाही असे प्रकार साठीनंतरच सुरू व्हायचे. परंतु आता याच गोष्टी विशी-पंचविशीत सुरू होतात. याचा अर्थ असा की, शरीराची कष्ट करायची क्षमता कमी होत आहे आणि म्हणूनच शरीराची झीज भरून काढण्याची क्षमतादेखील कमी होत आहे.

बदललेल्या जीवनशैलीमुळे सुखसोयी, बसल्या जागी होणारी कामे, कमी होत जाणारे नैसर्गिक धन-धान्य, भाजीपाला उत्पादने असे आणि इतर अनेक घटक जबाबदार आहेत. बदलत्या जीवनशैलीत तंदुरुस्त राहण्यासाठी नियमित व्यायाम करणे खूप गरजेचे आहे; आणि त्यातही योग्य व्यायाम करणे गरजेचे आहे, जो आपल्या शरीराला आणि मनाला संतुलित राहायला मदत करतो.

जर आपल्याला स्टॅमिना वाढवायचा असेल तर इंड्युरन्स वर्क आऊटवर म्हणजेच पळणे, ट्रेडमील, कार्डिओ, स्विमिंग, मैदानी खेळ यांवर जास्त भर दिला पाहिजे.

जर आपल्याला ताकद वाढवायची असेल, चरबी कमी करायची असेल किंवा स्नायू वाढवायचे असतील तर त्याचे वेगळे व्यायाम करावे लागतील. उदा. **स्ट्रेंथ ट्रेनिंग**

जर आपल्या शरीरात लवचीकपणा नसेल, तर आपल्याला योगा, सूर्यनमस्कार किंवा मोबिलिटी वर्क आऊट करणे गरजेचे आहे.

वर्कआउट यशस्वी रीतीने पूर्ण करण्यासाठी आपण काय खातो, याकडे लक्ष देणेही तितकेच महत्त्वाचे आहे. तंदुरुस्त राहण्यासाठी जितका व्यायाम आवश्यक आहे तितकाच आहारदेखील महत्त्वाचा आहे. म्हणून खेळताना आहाराकडे लक्ष देणे खूप गरजेचे आहे.

वर्कआऊट सेशनमध्ये शरीर अशक्त होऊ नये यासाठी प्री-वर्कआऊट मील घेण्याचा सल्ला तज्ज्ञ देतात. प्री-वर्कआऊट मीलसोबतच पोस्ट वर्कआऊट मीलसुद्धा शरीरासाठी उपयुक्त असते.

व्यायामाच्या आधी आणि नंतर नेमके काय आणि किती प्रमाणात खावे?

प्री वर्कआऊट मील कसे असावे?

व्यायामाच्या एक तास आधी 'प्रोटीन आणि कार्ब्स' असलेले पदार्थ खावेत. या पदार्थांमध्ये फॅट असणार नाही याची काळजी घ्यावी. फॅटमुळे शरीराची पचनक्रियेचा वेग मंदावतो. फॅटयुक्त घटकांमुळे वजन कमी करण्याच्या प्रक्रियेमध्ये अडथळा निर्माण होतो.

प्रोटीनमध्ये अनेक अमिनो ॲसिड्स असतात. काही अमिनो ॲसिड्स शरीरात तयार होत नसल्यामुळे प्रोटीनला अमिनो ॲसिड्सचे प्रमुख स्रोत मानले जाते. व्यायामादरम्यान स्नायूंना दुखापत होऊ नये म्हणून अमिनो ॲसिड्सची मदत होते. व्यायाम करतेवेळी शरीर ॲनाबॉलिक स्थितीत (म्हणजे शरीरात ऊर्जा आणि पोषक पदार्थांचा उपयोग करून तंतूंच्या जागी प्रोटीन्स बनवण्याची प्रक्रिया) ठेवण्यासाठी प्रोटीनची आवश्यकता असते. जसे की, केळी, खजूर, उकडलेले रताळे (पोटॅशियम, सोडियम, मॅग्नेशियम आणि क्लोराइड), अंडी (भरपूर प्रोटिन्स, अमिनो ॲसिडसह अनेक आवश्यक जीवनसत्त्वे आहेत), पीनट बटर (व्हिटॅमिन ई, मोनोअनसॅच्युरेटेड आणि पॉलीअनसॅच्युरेटेड फॅटी ॲसिड्स), दही (कार्बोहायड्रेट्स आणि प्रथिने, अमिनो ॲसिड्स, कॅल्शियम).

जे खेळाडू नॉनव्हेज खात नाहीत त्यांच्यासाठी पीनट बटर, टोफू ,पनीर किंवा मोड आलेले कडधान्य खूप उपयुक्त आहे. कारण खेळाडूंना स्नायूंच्या दुरुस्तीसाठी अतिरिक्त प्रथिनांची, भरपूर लोह, चांगल्या फॅट्सची आवश्यकता असते; आणि या सर्वांचे योग्य आणि संतुलित प्रमाण पीनट बटर, टोफू, पनीर आणि मोड आलेले कडधान्य यामध्ये आढळतात.

या सर्व पदार्थांमध्ये आपल्या आवश्यक असलेली पोषणमूल्ये आढळतात, जी व्यायामापूर्वी खाल्ल्यास व्यायामादरम्यान आपल्यासाठी उपयुक्त ठरतील.

पोस्ट वर्कआऊट मील कसे असावे?

प्री-वर्कआऊट मीलप्रमाणेच, पोस्ट वर्कआऊट मीलदेखील शरीरासाठी आवश्यक असते. असे असूनही, बरेचसे लोक व्यायामानंतरचे जेवण वगळतात.

व्यायामादरम्यान, चरबीच्या पेशी जाळल्या जातात. शारीरिक हालचाली वाढतात. या हालचाली करताना शरीरातील पोषक घटकांचा वापर केला जातो. परिणामी, शरीरात पोषक घटकांची कमतरता निर्माण होते. ही कमतरता भरून काढण्यासाठी 'पोस्ट वर्कआऊट मील' घ्यावे लागते. व्हे प्रोटीन, अंड्याचा पांढरा भाग हे पदार्थ प्रामुख्याने व्यायामानंतर खाल्ले जातात. यांसोबत फळांचे सेवन फायदेशीर असते. पाण्यात ग्लुकोज पावडर मिसळून ते पाणी प्यायल्यामुळे शरीरातील साखरेची पातळी संतुलित होते. व्यायामानंतर जेवताना, पनीर, टोफू, पोळी-भाजी, डाळी, भात, चिकन, मासे, सॅलड असे पदार्थ आहारात समाविष्ट करावेत. यांमधून शरीराच्या वाढीसाठी आवश्यक असलेले पोषक घटक शरीरात पोहोचतील.

याशिवाय प्रत्येकाचे वय, आजार आणि खेळाचा प्रकार यानुसार आपला आहारदेखील बदलतो. म्हणून डाएट प्लॅनविषयी शंका असल्यास तुम्ही आहारतज्ज्ञांशी चर्चा करू शकता; कारण चुकीच्या आहारपद्धतीचे शरीरावर नकारात्मक परिणाम होऊ शकतात.

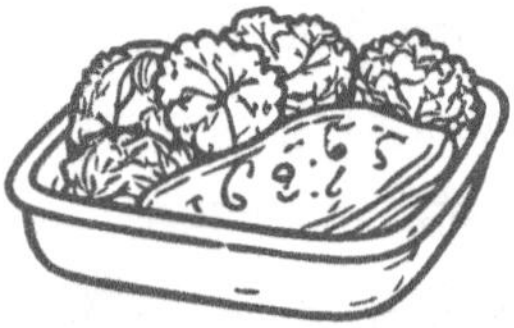

खेळाडूला जीवनसत्त्वे, कॅल्शियम, प्रथिने यांसारख्या पोषक तत्त्वांनी समृद्ध अन्नाची आवश्यकता असते. खेळाडूंच्या आहार योजनेत असे पदार्थ असतात, ज्यात त्वरित ऊर्जा प्रदान करण्याची गुणवत्ता असते. पौष्टिक आणि सकस आहारासाठी या पदार्थांचा समावेश करणे फायदेशीर ठरते.

खेळाडूंच्या आहार योजनेबद्दल तुम्हांला आधीच माहिती आहे. क्रीडापटू, खेळाडू किंवा धावपटू यांना पोषक तत्वे आणि जीवनसत्त्वे समृद्ध असलेला आहार आवश्यक असतो. कॅल्शियमसह ऊर्जेसाठी प्रथिने सहज पचण्याजोगी असावीत. कोणत्याही खेळाडूला चांगली कामगिरी करण्यासाठी ऊर्जा आवश्यक असते. शरीराला फक्त खेळण्यासाठी किंवा धावण्यासाठी ऊर्जा आवश्यक नसते. याशिवाय, मेंदूला जलद विचार करण्यासाठी, चांगली झोप येण्यासाठी आवश्यक पोषक तत्त्वांची आवश्यकता असते. अशा परिस्थितीत, क्रीडापटू, खेळाडू किंवा कोणत्याही प्रकारच्या क्रीडा व्यक्तीसाठी काही अन्न खूप महत्त्वाचे आहे. येथे आम्ही अशाच काही पदार्थांबद्दल बोलत आहोत जे खेळाडूंसाठी आवश्यक आहेत.

१. **बीन्स :** आरोग्यदायी पदार्थांमध्ये कडधान्ये आणि शेंगा नेहमीच सर्वांत पौष्टिक मानल्या गेल्या आहेत. राजमामध्ये अमिनो ॲसिड, फायबर, प्रथिनांसह साखरेचे प्रमाण खूप कमी असते. खेळाडूच्या चांगल्या आहारात याचा समावेश केला जाऊ शकतो. कोणत्याही खेळाडूला राजमा-भात दिल्याने त्वरित ऊर्जा आणि पोषक तत्त्वे मिळू शकतात.

२. **हरभरा :** हरभऱ्याचे अनेक प्रकार असले तरी काळ्या किंवा पांढऱ्या हरभऱ्याबद्दल जास्त विचार करण्याची गरज नाही. कारण दोन्ही प्रकारच्या हरभऱ्यात पुरेशी प्रथिने आणि फॉलिक ॲसिड असते. खेळाडूंसाठी हरभरे खाणे शरीरातील लाल रक्तपेशींच्या निर्मितीसाठी फायदेशीर आहे. खेळात जास्त मेहनत केल्याने शरीरातील रक्तपेशींचे नुकसानदेखील होते. त्यांची भरपाई करण्यासाठी हरभरा खाणे खूप फायदेशीर आहे.

३. **खजूर :** खेळणाऱ्या व्यक्तीने खजूर खाणे आवश्यक आहे. कारण खजुरामध्ये लोह, कॅल्शियम आणि पोटॅशियम मुबलक प्रमाणात असते. खेळाडूला दिवसभर जड अन्न खाण्याचा सल्ला दिला जाऊ शकत नाही. अशा परिस्थितीत, जेव्हा ऊर्जा आणि पोषक तत्त्वांची आवश्यकता असते, तेव्हा स्नॅक्स म्हणून खजूर खाणे खूप फायदेशीर असते.

खेळाडूंच्या आहार योजनेसाठी गोड बटाटा सर्वोत्तम आहार :

रताळे... बटाट्याची एक प्रजाती, खेळाडूंच्या आहार योजनेसाठी सर्वोत्तम पर्याय असू शकतो. रताळ्याला 'गोड बटाटा' असेही म्हणतात. रताळ्यामध्ये व्हिटॅमिन

ए पुरेशा प्रमाणात आढळते. फुप्फुसांच्या मजबुतीसाठी व्हिटॅमिन ए खूप महत्त्वाचे आहे. याशिवाय, रताळ्यामध्ये त्वरित ऊर्जा प्रदान करण्याची क्षमता असते. खेळाडूंच्या सर्वोत्तम आहार योजनेसाठी रताळे आवश्यक आहे.

खेळाडूंच्या आहार योजनेसाठी केळी सर्वोत्तम :
आपणा सर्वांना माहीत आहे, की केळी हे एक पौष्टिक फळ आहे. खेळाडूंसाठी हे सर्वांत सोपे आणि स्वस्त अन्न आहे, जे पौष्टिकतेसह सहज मिळू शकते. पोषक तत्त्वांव्यतिरिक्त, केळीमध्ये डोपामाइनदेखील असते, जे खेळाडूंच्या आहारासाठी सर्वोत्तम आहे. ते खेळाडूंमध्ये थकवा दूर करण्यासाठी काम करते.

क्रीडापटूंसाठी योग्य आहार कोणता आहे?
यशस्वी खेळाडू होण्यासाठी एखाद्या व्यक्तीने दररोज त्याच्या आहार योजनेची चांगली काळजी घेणे आवश्यक आहे. त्यांना खेळात सहभागी नसलेल्या इतर लोकांपेक्षा अधिक ऊर्जा, प्रथिने, जीवनसत्त्वे, कॅलरी, खनिजे, कार्बोहायड्रेट आणि चरबी यांची आवश्यकता असते. तसेच वेगवेगळ्या खेळाडूंमध्ये ऊर्जेची गरज वेगवेगळी असते.

सरासरी, ३० वर्षांखालील खेळाडूला ३००० किलो कॅलरीज आवश्यकता असते. ३० वर्षांवरील लोकांना खेळाडूला २८००-३००० किलो कॅलरीजची आवश्यकता असते. खेळाडूंच्या विविध आहाराच्या गरजा पुढीलप्रमाणे आहेत :

१. **कार्बोहायड्रेट्स :** हे संपूर्ण धान्य आणि फळांमध्ये आढळतात. याशिवाय, फायबरयुक्त पदार्थ आहारात समाविष्ट केले पाहिजेत.
२. **प्रथिने :** प्रथिने हे शरीराचे बिल्डिंग ब्लॉक्स आहेत. म्हणून खेळाडूंना त्यांची आवश्यकता असते. ते त्यांची रोगप्रतिकारक शक्ती आणि शरीराची क्षमता वाढवतात. हे चिकन, मासे, अंड्याचा पांढरा भाग, दूध, दही, बीन्स इत्यादींमध्ये आढळतात.
३. **चरबी :** ही हाडांच्या योग्य स्नेहनसाठी आवश्यक असते. ती चरबी विरघळणारे जीवनसत्त्वे शोषून घेण्यास आणि वाहतूक करण्यासदेखील मदत करते. नट, ऑलिव्ह ऑइल, फॅटी फिश, कमी चरबीयुक्त दूध आणि कमी चरबीयुक्त दुधजन्य पदार्थ यांसारखे सॅच्युरेटेड फॅट असलेले पदार्थ.

४. **जीवनसत्त्वे आणि खनिजे :** पुरेशा प्रमाणात जीवनसत्त्वे शरीरातील पेशींचे आरोग्य आणि अखंडता राखतात. ते शरीरातील काही अनावश्यक पदार्थ काढून टाकून, अँटिऑक्सिडंट्स वाढवून तणावाविरुद्ध लढते.

५. **हायड्रेशन :** इतर आवश्यक पौष्टिक गरजांव्यतिरिक्त, शरीराचे योग्य हायड्रेशन खेळाडूसाठी आवश्यक आहे; कारण ते व्यक्तीची कार्यक्षमता वाढवते. कारण प्रथिनांमुळे शरीरात बद्धकोष्ठता निर्माण होऊ शकते, ज्याचा परिणाम पुरेशा पाण्याच्या पुरवठ्याने दूर होतो.

६. **फायबर :** याशिवाय, फायबरयुक्त अन्नदेखील आवश्यक आहे. कारण शरीरात पुरेशा फायबरची उपस्थिती एखाद्या व्यक्तीमध्ये नियमितपणे मलविसर्जन करण्यास मदत करते.

७. **मिठाचे सेवन :** खेळाडूंच्या आहारात मीठ हा एक महत्त्वाचा घटक आहे. कारण मीठ हे सोडियमचा मुख्य स्रोत आहे, जे व्यक्तीला निरोगी ठेवण्यास मदत करते. तुम्हांला कोणत्याही विशिष्ट समस्येवर चर्चा करायची असेल, तर तुम्ही आहारतज्ज्ञांचा, पोषणतज्ज्ञांचा सल्ला घेऊ शकता.

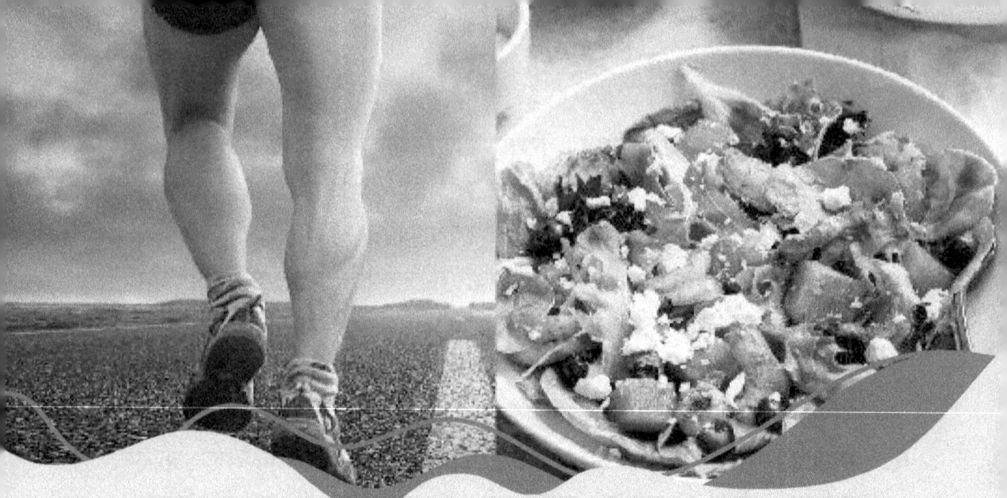

५.२

मॅरेथॉन आणि योग्य आहार

डिसेंबर-जानेवारी महिन्यात जगभरात मॅरेथॉन मोठ्या प्रमाणावर आयोजित केल्या जातात. शरीर निरोगी ठेवण्यासाठी धावणे हा सर्वांत सोपा आणि चांगला व्यायाम आहे. यामुळे लोकांमध्ये जनजागृती वाढत असून, मॅरेथॉन स्पर्धांना मिळणारा प्रतिसाददेखील वाढत आहे. धावताना आपल्याला काही तंत्रे शिकावी लागतात, त्याचप्रमाणे आपल्याला आहारतंत्राचेही थोडेफार ज्ञान असेल तर धावण्याचे सर्व फायदे मिळवणे शक्य आहे.

मॅरेथॉनमध्ये धावण्याचा निर्णय घेतल्यानंतर योग्य पोषणाचे नियोजन करणेदेखील आवश्यक आहे. असे केल्याने आपली शारीरिक क्षमता वाढते आणि रोगप्रतिकारक शक्ती चांगली राहते.

१. मॅरेथॉनसाठी शरीराची तयार करताना पौष्टिक आणि भरपूर द्रवपदार्थाचा (हायड्रेटेड) आहार घेणे गरजेचे आहे. यामुळे शरीरातील चयापचय क्रियेचा वेग वाढून, अतिरिक्त चरबी साठणार नाही.

२. कमी प्रमाणात; पण जास्त वेळा खायला हवे. ताजी फळे आणि पालेभाज्या खाल्ल्याने वजन कमी होण्यास मदत होते. परंतु त्यामुळे शरीराला खाल्लेल्या अन्नातून जास्तीत जास्त ऊर्जा मिळण्यास मदत होते.

३. अन्नातील चारही मूळ घटकांचा समावेश असलेला वैविध्यपूर्ण आहार जरूर घ्या. (पोळी, भाकरी, डाळी, भाज्या, फळे, दूध, दुग्धजन्य पदार्थ (कमी स्निग्धांश असलेले), चरबी काढलेले मटण, मासे, दाणे, सोयाबीन वगैरे) कमीत कमी स्निग्ध पदार्थ (सॅच्युरेटेड फॅट्स) आणि कमी मीठ वापरून तयार केलेले जेवण.

४. दररोज भरपूर द्रवपदार्थ प्या. मॅरेथॉनमधील धावपटू म्हणून विशेष आहार सुरू करण्यापूर्वी योग्य मूलभूत आहार घेणे गरजेचे आहे.

५. आहारात ब्रेड, भाकरी किंवा पोळ्या हव्यात. भाज्या तीन वेळा पोटात जातील याकडे लक्ष द्यावे. दोन फळे, दूध, दुधाचे पदार्थ (दोन वेळा), मटण किंवा त्याऐवजीचे पदार्थ (एकदा), द्रवपदार्थ (आठ कप).

६. या सर्व आहारात प्रथिने असणे महत्त्वाचे आहे. कार्बोहायड्रेट्स शरीराला इंधन पुरवण्याचे काम करतात; तर प्रथिने स्नायूंच्या (स्नायूतील ऊती) मजबुतीसाठी आणि त्यांची झीज, मोडतोड रोखण्याचे काम करतात.
आहार नियोजनामध्ये दही, अंबाडीच्या बिया, कॉटेज चीज, मसूर, शेंगा, सोया मिल्क, एवोकॅडो, स्वीट कॉर्न, बीन्स, मटार, ओट्स आणि नट यांचा समावेश करू शकता.

७. धावण्यासाठी आवश्यक ऊर्जा कार्बोहायड्रेट्समधून मिळते. मॅरेथॉनच्या प्रशिक्षणादरम्यान ६५ टक्के उष्मांक मिश्र कार्बोहायड्रेट्समधून, १० टक्के उष्मांक प्रोटिन्समधून तर २० ते २५ टक्के स्निग्ध (अनसॅच्युरेटेड) चरबीयुक्त पदार्थातून मिळायला हवेत.

८. तुम्ही घेत असलेला आहार शरीराची होणारी झीजदेखील भरून काढेल, असा असायला हवा.

९. धावल्यानंतर तुम्ही, ज्यूस, शेक इत्यादी घेऊ शकता. परंतु ३० मिनिटे किंवा तासाच्या अंतराने घ्या. नाश्त्यात तुम्ही ओटमील, ओट्स, फळे, सॅलड, अंडी आणि कॉर्न फ्लेक्स घेऊ शकता. याशिवाय, तुम्ही ब्राऊन ब्रेडदेखील खाऊ शकता.

जशी धावण्यात लय महत्त्वाची असते, तशीच आहारात योग्य संतुलनही महत्त्वाचे असते. ते राखले तर तुम्ही करत असलेल्या व्यायामाचे फायदे तुम्हांला नक्कीच मिळतील.

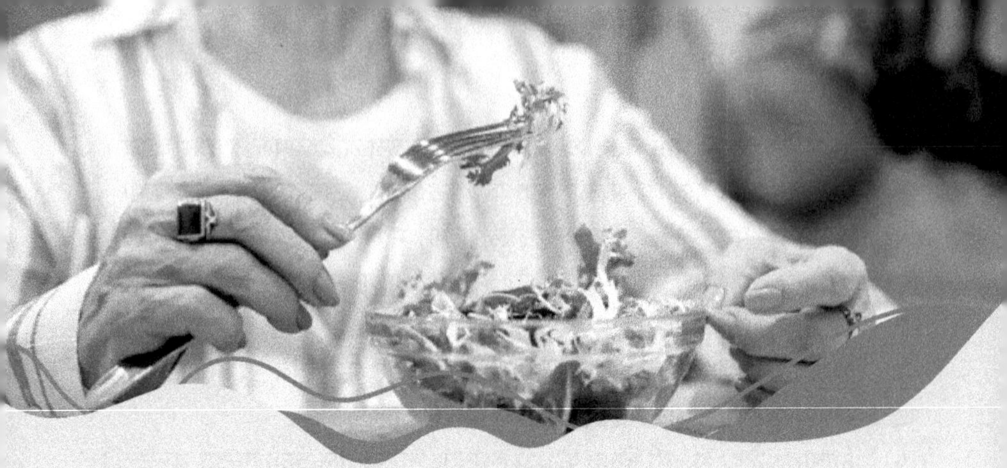

५.३

रजोनिवृत्ती आणि आहार

स्त्रीची मासिक पाळी कायमची बंद होण्याला रजोनिवृत्ती म्हणतात. ४५ ते ५० वयोगटातील स्त्रीला मेनोपॉज येऊ शकतो. रजोनिवृत्ती हा काळ स्त्रीच्या आयुष्यातील सर्वांत मोठा बदल घडवून आणणारा काळ आहे.

संप्रेरकांच्या असंतुलनामुळे शरीरात सतत बदल होत राहतात. इस्ट्रोजेन आणि प्रोजेस्टेरॉन यांसारख्या हार्मोन्सचा स्राव कमी होतो आणि त्यामुळे विविध प्रकारचे आजार सुरू होतात.

या काळात आहार पौष्टिक असावा. यासाठी आहारात बदल केले, तरी रजोनिवृत्ती टाळू शकत नाही. परंतु त्यामुळे होणारे दीर्घकालीन आजार रोखू शकतो. तसेच रजोनिवृत्ती काळात होणाऱ्या विविध प्रकारच्या समस्यांची तीव्रता कमी करण्यासदेखील मदत होऊ शकते.

गर्भाशय खाली आल्याने मूत्रमार्गावरील नियंत्रण कमी होते.

- **ऑस्टियोपोरोसिस :** हाडे ठिसूळ होतात आणि फ्रॅक्चर होऊ शकते. संधिवातामुळे किंवा सांधेदुखीमुळे हाडांची झीज होऊ लागते, पाठदुखी, मानदुखी, हातांना मुंग्या येणे इत्यादी त्रास सुरू होतात.

  औदासीन्य, चिडचिडेपणा, सहनशीलता कमी होणे, अंग एकदम गरम वाटायला लागते. घाम येणे, अंग एकदम थंड पडणे, गरम आणि थंड

हवा सहन न होणे, डोकेदुखी, छातीत धडधडणे, निद्रानाश, असे बदल व्यक्तिमत्त्वात होऊ लागतात. मासिक पाळी न आल्यामुळे गरोदर राहण्याची एक सुप्त भीतीदेखील मनात राहते.

- **हार्मोन्सचे असंतुलन :** रजोनिवृत्तीदरम्यान हार्मोन्स कमी होतात. यामुळे चेहऱ्यावर लव येते, त्वचेचा तजेला कमी होते, त्वचेला सुरकुत्या पडतात, केस पातळ होतात आणि वजन वाढते.

या काळात इस्ट्रोजेन आणि प्रोजेस्टेरॉन या संप्रेरकांचे प्रमाण कमी होत जाते. त्यामुळे चयापचय क्रिया मंदावते आणि वजन वाढते. इस्ट्रोजेनची कमतरता हाडांची घनता आणि बळकटी कमी होण्यास कारणीभूत ठरते. तसंच, या दोन संप्रेरकांच्या कमतरतेमुळे स्त्रियांमध्ये स्वभावातील मूड स्विंग्ज आणि शरीरातील उष्णतेच्या लाटा (hot flashed) जाणवण्यासारखे बदल होऊ शकतात.

या लक्षणांची तीव्रता योग्य आहार, व्यायाम आणि प्राणायामाद्वारे कमी करता येते. आहारात उत्तम दर्जाची प्रथिने, ओमेगा - 3 फॅटी ॲसिड्स, फायटोइस्ट्रोजन्स, कॅल्शिअम आणि लोहयुक्त पदार्थांचा समावेश केल्यास रजोनिवृत्तीचा त्रास सुसह्य होतो.

दूध आणि दही, ताक, चीज, लोणी यांसारखे दुग्धजन्य पदार्थ शरीराला फॉस्फरस, पोटॅशियम, मॅग्नेशियम आणि व्हिटॅमिन डी प्रदान करतात, ज्यांचा हाडांची घनता टिकवण्यासाठी, रात्री शांत झोप लागण्यासाठी फायदा होतो. अळशी, चिया आणि मगज किंवा भोपळा अशा विविध प्रकारच्या बिया, अक्रोड, सोयाबीन तेल, विविध तेले, कॉड लिव्हर ऑइल, कडधान्ये हे ओमेगा ३ फॅटी ॲसिडचे उत्तम स्रोत आहेत. यांचा आहारात नियमितपणे वापर केल्यास कोणताही त्रास होत नाही. तसेच रजोनिवृत्तीशी संबंधित विकार पुन्हा उद्‌भवत नाहीत.

फायटोइस्ट्रोजेन हे एक वनस्पतिजन्य पोषणमूल्य आहे, जे आपल्याला सोयाबीन आणि सोया मिल्क, टोफू (सोया पनीर), सोया भाजी यांसारख्या विविध सोयाबीन उत्पादनांमधून; तसेच, कडधान्ये, गडद हिरव्या पालेभाज्या, संत्री यातून मिळू शकते. फायटोइस्ट्रोजेन हे शरीरातील असंतुलित संप्रेरकांचे इस्ट्रोजेन आहे. त्याच्या नियमित स्रावामुळे रजोनिवृत्तीतील बदल कमी त्रासदायक होतात. दरम्यान, आहारातून शरीराला नियमितपणे पोषक तत्त्वे पुरवली पाहिजेत; जेणेकरून ती नैसर्गिकपणे वजन नियंत्रणात आणि भावभावनांचे चढउतार यात मदत करतात.

तसेच, या काळात, आहारात पोषणमूल्यांचा अभाव असलेले कोणतेही पदार्थ सेवन करू नयेत. जसे की, तेलकट - मसालेदार - मैद्याचे पदार्थ, अतिप्रक्रिया केलेले पदार्थ, बेकरीचे पदार्थ, शीतपेये आहारात टाळावीत. त्याऐवजी धान्ययुक्त आहार, भाकरी, पोळी, कमी पॉलिशचा तांदूळ, वेगवेगळ्या डाळी, मोड आलेली कडधान्ये, विविध रंगांच्या पालेभाज्या, फळभाज्या, पिवळ्या-केशरी रंगाची फळे यांचा योग्य प्रमाणात वापर केल्यास मधुमेह, कर्करोग, अनियंत्रित वजनवाढ यांसारखे आजार रोखता येतात.

भोपळ्याच्या, सूर्यफूलच्या बिया, तीळ, जवस, कलिंगडच्या बिया यांसारख्या अनेक प्रकारच्या बिया मुखशुद्धी किंवा चटणीच्या स्वरूपात रोजच्या आहारात घेतल्यास त्याचे शरीराला अनेक फायदे मिळतात.

फायदे :

बहुतेक बियांमध्ये समृद्ध प्रथिने, निरोगी चरबी आणि फायबर, खनिजे (जसे की, मॅग्नेशियम, पोटॅशियम, कॅल्शियम, वनस्पती लोह आणि जस्त), जीवनसत्त्वे B1, B2, B3 आणि व्हिटॅमिन ई असतात. तेलबियांमध्ये अँटिऑक्सिडंट्सदेखील असतात. म्हणून वजन कमी करताना हृदयविकार, मधुमेह, कर्करोग यांचा धोका कमी करण्यासाठी याचा उपयोग होऊ शकतो. रजोनिवृत्तीची लक्षणे कमी करण्यासाठीदेखील याचा वापर केला जाऊ शकते.

परंतु किडनीच्या आजारात किंवा मूतखडा असणाऱ्या लोकांनी तज्ज्ञांच्या मदतीने आहारसल्ला घेतला नाही, तर यांचे अतिप्रमाणात सेवन शरीरासाठी हानिकारक ठरू शकते. बरेच लोक त्यांच्या दैनंदिन आहारात अनेक प्रकारे याचा समावेश करतात.

तसेच योगासन, व्यायाम, प्राणायाम, ध्यानधारणा या समस्येची तीव्रता कमी करण्यासाठी मदत करू शकतात. नियमित वैद्यकीय तपासणी मोठ्या आजारांचा धोका टाळू शकते किंवा वेळीच उपचार घेता येऊ शकतात.

रजोनिवृत्तीचा आणि इतर कोणत्याही गोष्टीचा ताण घेतला नाही, तर अनेक आजारांपासून आपले रक्षण होते. शेवटी, योग्य आहार आणि योग्य जीवनशैली हीच निरोगी जीवनाची गुरुकिल्ली आहे!

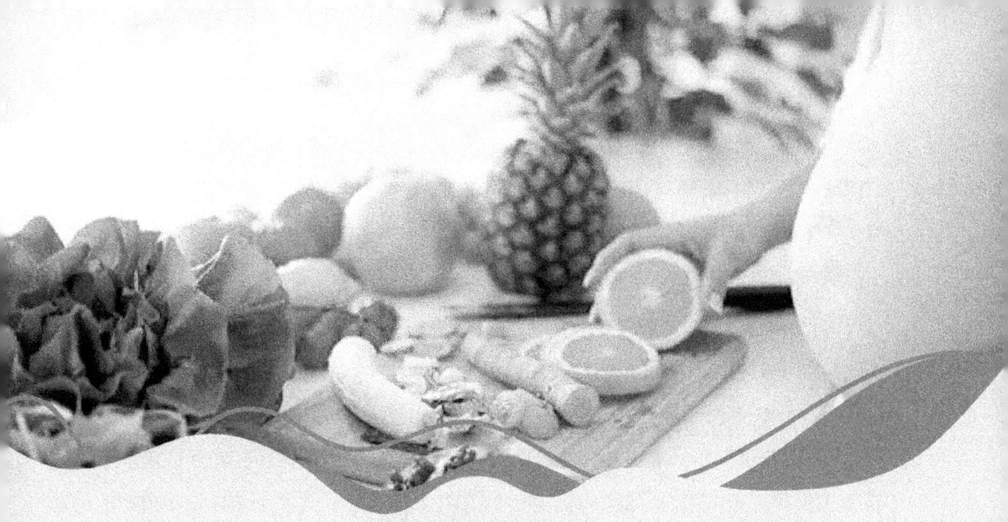

५.४

प्रेग्नसी डाएट

स्त्री ही सृष्टीचा पाया आहे. तिच्यात नवीन जीव निर्माण करण्याची आणि त्याचे संगोपन करण्याची क्षमता आहे. म्हणूनच तिच्या जीवनप्रवासाच्या प्रत्येक टप्प्यावर तिच्या शरीराला मनाला योग्य त्या जीवनशैलीची आवश्यकता असते आणि त्यासाठी सर्वांत महत्त्वाची गोष्ट म्हणजे तिचा आहार. एखादी स्त्री आई होण्याचा प्रवास सुरू करते, म्हणजे ती गरोदर असते, तेव्हा तिच्या ताटातील प्रत्येक घासाचे महत्त्व दुप्पट होते. कारण तिला त्या छोट्याशा जिवाचे संगोपन तिच्याबरोबर करायचे असते. तसेच, या काळात फक्त पोट भरण्यासाठी खाण्याऐवजी, जाणीवपूर्वक पोषणमूल्यांनी समृद्ध आहार घ्यावा लागतो.

कारण गर्भधारणेदरम्यान आईच्या शरीरात रक्ताचे प्रमाण वाढत असल्याने लोहाची गरज खूपच वाढते. कॅल्शियमची कमतरता भरून काढली नाही, तर त्याचा परिणाम आईच्या हाडांवर होतो. तिला पुरेशा कॅलरीज मिळाल्या नाहीत, तर थकवा, अशक्तपणा, चिडचिडेपणा येऊ शकतो आणि प्रसूतीदरम्यान गुंतागुंत होण्याची शक्यता वाढते. आईकडे प्रसूतीसाठी आवश्यक असलेली ताकद, सहनशक्ती, धैर्य, मानसिक बळ असणे आवश्यक आहे. जर आहार योग्य असेल तर काही गोष्टी योग्यरीत्या हाताळायला आपल्याला मदत मिळू शकते.

विविध अभ्यासातून असे दिसून आले आहे की, गर्भावस्थेदरम्यान आईचा आहार बाळाचे आयुष्यभराचे आरोग्य ठरवतो. जर आईला योग्य पोषण मिळाले नाही तर बाळाला नंतरच्या आयुष्यात मधुमेह, लठ्ठपणा, हृदयरोग आणि इतर आजारांचा धोका निर्माण होऊ शकतो.

गर्भवती स्त्रीचा आहार

पहिल्या तीन महिन्यांत फारसा फरक पडत नाही, म्हणून पहिल्या तीन महिन्यांत सामान्य प्रमाणात १७००-१८०० किलो कॅलरी आणि ५५ ते ६० ग्रॅम प्रोटीन आहे ते पुरते. पण दुसऱ्या आणि तिसऱ्या तिमाहीपासून साधारण ८ ते १० ग्रॅम जास्तीच्या प्रोटीनसोबत ३५० ते ४५० कॅलरी घेणे आवश्यक आहे. कारण त्या काळात गर्भाला स्थिरता मिळते. डोळे, कान, नाक, श्वास व शरीराचे इतर अवयव तयार होऊ लागतात. त्याच वेळी, गर्भधारणेदरम्यान मायक्रो न्यूट्रिएंट्सची गरज वाढत जाते. म्हणून केवळ कॅलरीज आणि प्रोटीन वाढवण्यासाठी आहारात असे पदार्थ न घेता, आहारात योग्य ते बदल केले पाहिजेत; जेणेकरून प्रोटीन आणि कॅलरीजसह इतर पोषणमूल्येदेखील तितक्याच प्रमाणात त्या पदार्थांतून मिळतील.

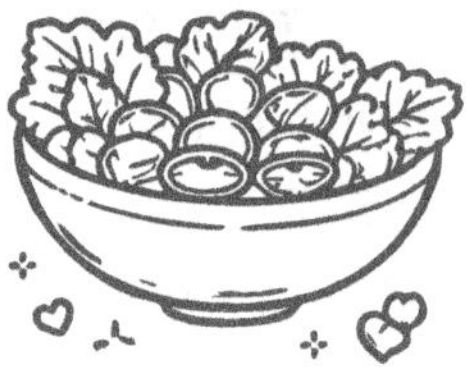

गर्भधारणेच्या सुरुवातीपासूनच फॉलिक ॲसिड आणि लोह यांसारखी औषधे डॉक्टरांकडून दिली जातात, कारण बाळाला आणि आईला लागणारा ऑक्सिजन रक्ताद्वारे पोहोचवण्यासाठी लोहाची गरज असते; आणि गर्भधारणेच्या पहिल्या आठवड्यापासून बाळाचा मेंदू आणि मज्जासंस्था तयार होण्यास सुरुवात होते.

नंतर ॲनिमिया म्हणजेच रक्ताची कमतरता होऊ नये आणि बाळाच्या वाढीमध्ये कोणताही अडथळा येऊ नये म्हणून औषधांबरोबरच हिरव्या पालेभाज्या, बीट, डाळिंब, गूळ, खजूर, तीळ यांसारख्या यांचा आहारात समावेश करावा.

बाळाच्या हाडांची निर्मितती कॅल्शियमवर अवलंबून असते, त्यामुळे या काळात कॅल्शियमची आवश्यकता वाढते.

कॅल्शियमने समृद्ध असलेले दूध, तीळ, राजगिरा, बदाम, मेथी इत्यादी आहारातून घ्यावेत. त्याचबरोबर दररोज १५ ते २० मिनिटे कोवळ्या उन्हात चालणे, प्राणायाम करणे यांसारख्या गोष्टी फायदेशीर ठरू शकतात.

बाळाची दृष्टी, त्वचा, रोगप्रतिकारक शक्ती यांच्या योग्य विकासासाठी व्हिटॅमिन ए देखील आवश्यक आहे, म्हणून आहारात गाजर,भोपळा, संत्री, मोसंबी आणि हिरव्या पालेभाज्या यांसारखे व्हिटॅमिन ए समृद्ध घटक समाविष्ट करा.

गर्भवती महिलेसाठी

- दिवसातून पाच-सहा वेळा तरी थोड्या-थोड्या प्रमाणात पौष्टिक आहार घ्या.
- हिरव्या भाज्या, फळे, दूध, दही, डाळी यांना प्राधान्य द्या.
- गूळ, खजूर, तीळ, मोड आलेली कडधान्ये आहारात ठेवा.
- पुरेसे पाणी, ताक आणि कोमट दूध घेणे आवश्यक
- तळकट, खूप मसालेदार आणि जंक फूड टाळा.
- नॉर्मल चालण्याचा व्यायाम, प्राणायाम आणि हलके योगासने यांचा समावेश करा.

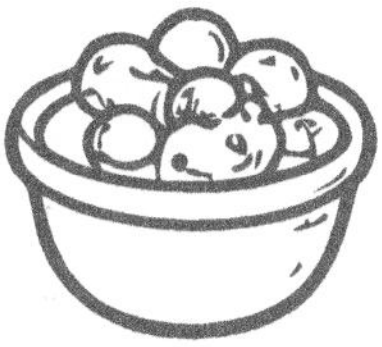

- दिवसातून किमान एकदा दूध आणि दुग्धजन्य पदार्थांचे सेवन करा.
- दैनंदिन आहारात फळभाज्यांसह हिरव्या पालेभाज्यांचा समावेश करा.
- सुकामेवा आणि तेलबिया योग्य प्रमाणात खा.

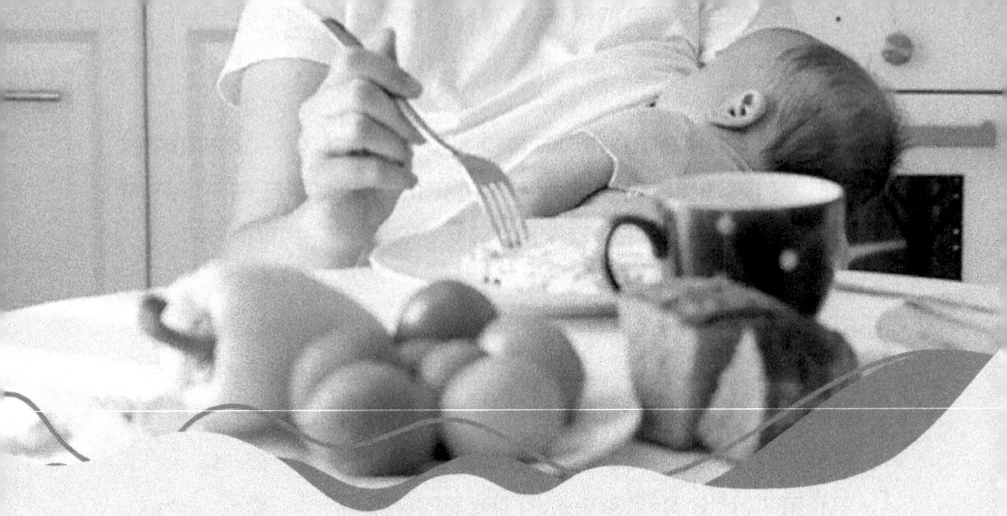

५.५

स्तनदा मातेचा आहार

गर्भधारणेनंतरचा आहार हा गर्भधारणेइतकाच किंवा त्याहून जास्त महत्त्वाचा असतो. कारण गर्भधारणेदरम्यान आईच्या शरीरावर खूप ताण येतो तसेच रक्त आणि पोषकद्रव्ये यांचादेखील जास्त वापर होतो. प्रसूतीनंतर, जखमा भरण्यासाठी, स्नायूंना आणि हाडांना ताकद परत मिळवण्यासाठी, आणि हार्मोन्स संतुलित करण्यासाठी शरीराला पोषणाची आवश्यकता असते. योग्य आहार न घेतल्यास थकवा, अशक्तपणा (ॲनिमिया), हाडांच्या समस्या, केस गळणे किंवा मूड बदल यांसारख्या समस्यांना सामोरे जावे लागू शकते. याशिवाय, स्तनपानाच्या काळात बाळाला दुधातून आवश्यक पोषण मिळते. म्हणून आईचा आहार चांगला नसेल तर दुधाची गुणवत्ता आणि प्रमाण यावर परिणाम होतो. म्हणूनच, आईच्या पुनर्वसनासाठी, मानसिक-शारीरिक स्वास्थ्यासाठी, आणि बाळाच्या वाढीसाठी ते तितकेच महत्त्वाचे आहे. म्हणून पहिल्या सहा महिन्यांत बाळाला आईचे दूध सुरू असते, तेव्हा आईच्या आहारात नेहमीच्या १६०० ते १८०० कॅलरीज आणि ५० ते ५५ ग्रॅम प्रोटीन व्यतिरिक्त ६०० कॅलरीज आणि १३ ग्रॅम प्रथिने जास्त असावीत.

जागतिक आरोग्य संघटनेच्या मते, आईचे पिवळे दूध, ज्याला चीक किंवा कोलोस्ट्रम असेही म्हणतात, नवजात शिशूसाठी अतिशय पोषक असते आणि ते

रोगप्रतिकारक शक्ती वाढवण्याचे काम करते. यासाठी जन्मानंतर लगेचच नवजात शिशूला स्तन्यपान करावे. बाळाच्या सर्वांगीण विकासासाठी आईचे दूध महत्त्वपूर्ण मानले जाते.

बाळाच्या वाढीसाठी आवश्यक ती सर्व पोषकतत्त्वे आईच्या दुधात योग्य प्रमाणात उपलब्ध असतात. पोषणाच्या बाबतीत, स्तनपान हे सामान्य स्थितीपेक्षा वेगळे मानले जाते. कारण बाळाला योग्य पोषण देऊन आईचे कुपोषण रोखणे आणि बाळंतपणादरम्यान आईच्या शरीराची झीज भरून काढणे आवश्यक आहे.

बाळाला चांगल्या दर्जाचे आणि पुरेसे आईचे दूध मिळावे यासाठी आईने स्वतःच्या आहारावर लक्ष केंद्रित करणे महत्त्वाचे आहे. कारण आईचा आहार पौष्टिकदृष्ट्या पुरेसा असेल तरच आईचे आणि बाळाचे आरोग्य चांगले राहू शकते.

स्तनपान देणाऱ्या मातांनी पुढील गोष्टी करावयात :

- दिवसभरातून पाच ते सहा वेळा थोडे-थोडे खावे. यामुळे पचन सोपे होते.
- आहारात नागली, ज्वारी, बाजरी, तांदूळ, गहू आदी सर्व प्रकारची धान्ये; दूध, हिरव्या भाज्या, कडधान्ये, डाळी, अंडी यांचा समावेश करावा.
- दिवसभर पुरेसे पाणी (तीन लीटर) प्या आणि ताजी फळे खा.
- नाश्त्यात आणि दुपारच्या जेवणात पौष्टिक पदार्थ खावेत. जसे, राजगिरा खीर, नाचणीचे पदार्थ, कडधान्यांची उसळ, डिंकाचे लाडू, अळीव लाडू (खोबरे टाकून), अळीव खीर; हे पदार्थ दुधाचे प्रमाण वाढवण्यास मदत करतात, तसेच ते दुधाची गुणवत्ता सुधारण्यासदेखील मदत करतात.
- आयोडिनयुक्त मीठ करावा.
- कमी झालेले रक्त भरून काढण्यासाठी हिरव्या पालेभाज्या, अळीव, खजूर, अंजीर, मनुका, बीट, गूळ, शेंगदाणे अशा लोहयुक्त घटक पदार्थांचा वापर करावा.

  लोहयुक्त पदार्थ खाताना व्हिटॅमिन सी घेणे अतिशय आवश्यक असते. यासाठी लिंबू, टोमॅटो, संत्री, मोसंबी, मनुका आदींचा वापर करावा.
- आहारात डांगर, गाजर, पपई, आंबा, पेरू, अननस यांचा समावेश करावा; तसेच तीळ, जवस, खुरसणी (कारळे) यांची चटणी; डांगर आणि विविध कोशिंबिरी यांचा वापर करावा.

स्तनपान देणाऱ्या मातांनी पुढील गोष्टी टाळाव्यात :

- अधिक तिखट, मसालेदार आणि वारंवार तळलेले पदार्थ खाऊ नयेत. चहा किंवा कॉफी यांचे अधिक सेवन करू नये.
- तंबाखूचे सेवन, धूम्रपान आणि मद्यपान करू नये.
- बाहेरील उघड्यावरील पदार्थ खाऊ नयेत.
- डॉक्टरांच्या सल्ल्याशिवाय कोणतीही औषधे घेऊ नयेत.

तसेच, या काळात आईला व बाळाला आनंदी ठेवण्याची जबाबदारी सगळ्यांनी मिळून घ्यावी हेही तितकेच गरजेचे आहे. कारण आनंदी मन नेहमीच शरीर निरोगी राखण्यास मदत करते.

स्तनदा मातांनी वरील गोष्टी योग्यरीत्या अमलात आणल्या, तर त्या निश्चितच आपल्या शिशूंना चांगले स्तनपान देऊ शकतील. त्यामुळे आपल्या देशाचे आरोग्य सुधारण्यास मदत होईल.

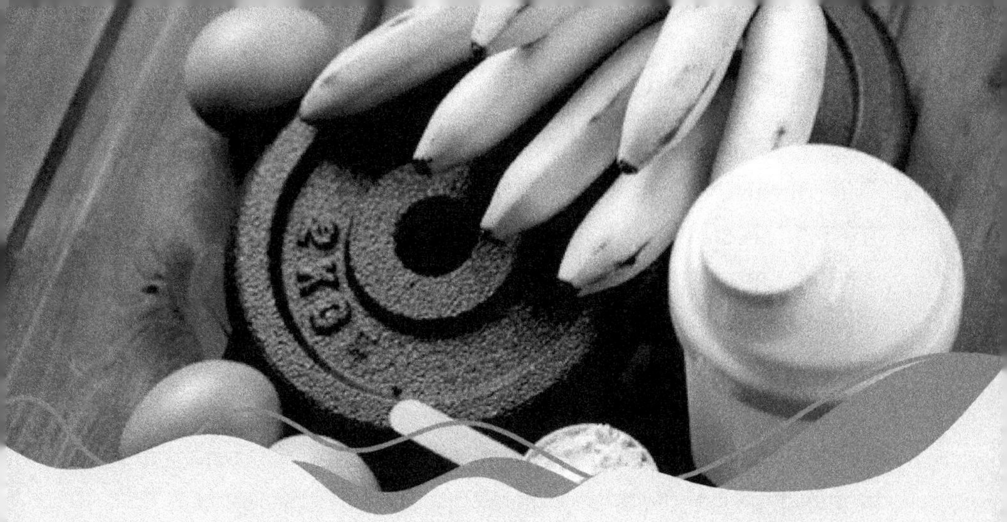

५.६

असे वाढवा वजन

वजन वाढणे हे निरोगी शरीरासाठी चांगले नाही, तसेच कमी वजन असणेदेखील चांगले नाही. म्हणून आपण वजन कमी करण्यासाठी नियोजनबद्ध प्रयत्न करतो, तसेच ते वाढवण्यासाठीदेखील करावे लागतात.

वजन वाढवणे हे आरोग्याच्या दृष्टीने महत्त्वाचे असते, विशेषतः ज्यांना कमी वजनामुळे अशक्तपणा जाणवतो त्यांच्यासाठी. वजन वाढवताना केवळ चरबी वाढवण्यावर लक्ष केंद्रित करणे योग्य नाही. स्नायूंची ताकद, हाडांचे आरोग्य, आणि त्वचेचे पोषण हेसुद्धा महत्त्वाचे असते. योग्य पोषण आणि जीवनशैलीत बदल करून आपण आरोग्यपूर्ण पद्धतीने वजन वाढवू शकतो.

वजन वाढणे का महत्त्वाचे आहे?

शरीरातील सर्व अवयवांच्या कार्यासाठी योग्य वजन असणे हे आवश्यक आहे. कमी वजनामुळे अनेक पोषणतत्त्वांची कमतरता निर्माण होऊन आरोग्यावर वाईट परिणाम होऊ होतो. वजन वाढवणे म्हणजे केवळ चरबी वाढवणे नसून संपूर्ण आरोग्यावर भर देणे महत्त्वाचे आहे. स्नायू, हाडे आणि त्वचेचे पोषण करणारा आहार घेतल्यास शरीर निरोगी राहते.

कमी वजनाचा केवळ शारीरिकच नव्हे तर मानसिक आरोग्यावरही परिणाम होतो. आत्मविश्वासाचा अभाव, ताणतणाव, आणि सामाजिक अडथळे हे याचे काही प्रमुख परिणाम आहेत. कमी वजनाचा प्रभाव पुढील पिढीवर होऊन त्यांच्याही आरोग्यावर परिणाम होतो. म्हणूनच योग्य पोषण, ताण व्यवस्थापन आणि सकारात्मक जीवनशैली यांचा अवलंब करून कमी वजनाची समस्या सोडवणे आवश्यक आहे.

शाकाहारी आणि मांसाहारी पर्यायांचा संतुलित वापर करून वजन वाढवण्याच्या दिशेने पावले टाकता येतील. वजन वाढवताना योग्य व्यायाम आणि जीवनशैलीतील सकारात्मक बदल यांचाही समावेश करणे आवश्यक आहे.

कमी वजनामुळे उद्‌भवणाऱ्या समस्या

१. **पोषणतत्त्वांची कमतरता :** कमी वजनाच्या लोकांमध्ये प्रथिने, कर्बोदके आणि चरबीची कमतरता असण्याची शक्यता अधिक असते. यामुळे ऊर्जा पातळी कमी राहते.

२. **स्नायू कमकुवत होणे :** पोषणाच्या कमतरतेमुळे स्नायूंना योग्य पोषण मिळत नाही. यामुळे अशक्तपणा आणि थकवा जाणवतो.

३. **हाडे कमकुवत होणे :** कॅल्शियम आणि व्हिटॅमिन 'डी'च्या कमतरतेमुळे हाडे ठिसूळ होतात, ज्यामुळे फ्रॅक्चर होण्याचा धोका वाढतो.

४. **रोगप्रतिकारक शक्ती कमी होणे :** पोषणाच्या कमतरतेमुळे शरीराची रोगांशी लढण्याची क्षमता कमी होते आणि वारंवार आजार होण्याचा धोका वाढतो.

५. **निस्तेज त्वचा :** चरबी आणि आवश्यक फॅटी ॲसिड्सच्या कमतरतेमुळे त्वचा कोरडी आणि निर्जीव होते.

कमी वजनाचे मानसिक आरोग्यावर आणि पुढील पिढीवर होणारे परिणाम

कमी वजनाचा केवळ शारीरिक आरोग्यावरच परिणाम होत नाही तर मानसिक आरोग्यावरही त्याचा खोलवर परिणाम होऊ शकतो. त्याचा मानसिक आणि भावनिक आरोग्यावर दीर्घकालीन परिणाम होतो, जो केवळ व्यक्तीपुरता मर्यादित राहत नाही, तर पुढील पिढीच्या आरोग्यावरही त्याचा परिणाम होऊ शकतो.

कमी वजनामुळे होणाऱ्या मानसिक समस्यांचे प्रकार

१. **कमी आत्मसन्मान (Low Self-Esteem) :** कमी वजन असलेल्यांना स्वतःबद्दल नकारात्मक भावना असतात. समाजाच्या अपेक्षांमुळे किंवा शरीराबद्दल लोकांच्या टिप्पण्यांमुळे त्यांचा आत्मविश्वास कमी होतो.

२. **तणाव आणि चिंता (Stress and Anxiety) :** कमी वजनामुळे सतत अस्वस्थता जाणवते. शारीरिक दुर्बलता आणि ऊर्जेचा अभाव यामुळे मानसिक ताण वाढतो.

३ **नैराश्य (Depression) :** पुरेशी पोषणतत्त्वे मिळाली नाहीत तर मेंदूला आवश्यक पोषण मिळत नाही. यामुळे न्यूरोट्रांसमीटरची (डोपामाइन आणि सेरोटोनिन) पातळी कमी होऊन मानसिक स्वास्थ्य बिघडते.

४. **भूक न लागणे किंवा खाण्याच्या सवयींशी संबंधित विकार (Eating Disorders) :** कमी वजन असलेल्या लोकांना भूक न लागणे किंवा खाण्यावर नियंत्रण न राहणे यांसारख्या समस्या निर्माण होतात. हे विकार पुढे शरीर आणि मन दोघांवर परिणाम करतात.

५. **शारीरिक कमजोरीमुळे मानसिक दुर्बलता :** कमी वजनामुळे शरीर थकलेले असते. सतत थकवा जाणवत राहिल्याने मेंदूची कार्यक्षमता कमी होते. याचा निर्णयक्षमता, स्मरणशक्ती, आणि एकाग्रता यांवर परिणाम होतो.

कमी वजनाचे सामाजिक परिणाम

१. **सामाजिक तणाव :** कमी वजनामुळे अनेकांना समाजात वावरताना न्यूनगंड वाटतो. त्यांना इतरांकडून टीका, टोमणे आणि अपमान सहन करावा लागतो, ज्यामुळे व्यक्ती स्वतःला समाजापासून दूर ठेवते.

२. **कामावर परिणाम :** शारीरिक दुर्बलता आणि मानसिक एकाग्रतेचा अभाव यामुळे कार्यक्षमता कमी होणे व्यावसायिक जीवनात आव्हानात्मक ठरू शकते.

३. **नातेसंबंधांवर परिणाम :** कमी वजन असलेल्या व्यक्ती अनेकदा भावनिकदृष्ट्या अस्थिर असतात. याचा नातेसंबंधांवर परिणाम होऊ शकतो.

कमी वजनाचे पुढील पिढीवर होणारे परिणाम

जनुकांद्वारे होणारे परिणाम : कमी वजनामुळे शरीरात पोषणतत्त्वांची सतत कमतरता असल्यास याचा परिणाम जनुकीय पातळीवर होऊ शकतो. अशा

व्यक्तींच्या पुढील पिढीकडे कुपोषणाशी संबंधित समस्या वारशाने जाण्याची शक्यता असते.

गर्भधारणेवर होणारे परिणाम : कमी वजन असलेल्या महिलांमध्ये गर्भधारणेशी संबंधित अनेक समस्या उद्‌भवतात. अशा महिलांमध्ये पोषणतत्त्वांची कमतरता असल्याने गर्भधारणेदरम्यान बाळाला पुरेसे पोषण मिळत नाही. यामुळे जन्मतः बाळाचे वजन कमी असणे, अशक्तपणा, आणि बाळाच्या विकासात अडथळे यांसारख्या समस्या उद्‌भवतात.

हार्मोनल असंतुलन : कमी वजनामुळे हार्मोनल संतुलन बिघडते, ज्यामुळे पुढील पिढीच्या आरोग्यावरदेखील नकारात्मक परिणाम होतो. त्याचा प्रजननक्षमतेवरही परिणाम होतो.

बौद्धिक विकासावर होणारे परिणाम : कमी पोषणमूल्यांमुळे होणाऱ्या मानसिक समस्यांचा मुलांच्या बौद्धिक विकासावर परिणाम होतो. कमी पोषण झालेल्या मातांच्या मुलांमध्ये शिकण्याची क्षमता, एकाग्रता, आणि तर्कशक्ती कमी असण्याची शक्यता अधिक असते.

मानसिक आरोग्य सुधारण्यासाठी उपाय

१. **समुपदेशन आणि मानसिक आरोग्याची काळजी (Counseling & Mental Health Care) :** कमी वजनामुळे होणाऱ्या मानसिक समस्यांवर समुपदेशकांची किंवा मानसोपचार तज्ज्ञांची मदत घेणे आवश्यक आहे.

२. **पोषणतज्ज्ञाची मदत :** आहारात योग्य पोषणतत्त्वांचा समावेश करून वजन वाढवण्याचा प्रयत्न करणे आवश्यक आहे.

३. **योग आणि ध्यान :** मानसिक ताण कमी करण्यासाठी आणि मन शांत ठेवण्यासाठी योगासने आणि ध्यान यांचा उपयोग होतो.

४. **सामाजिक आधार :** कुटुंब आणि मित्र यांच्याकडून पाठिंबा मिळाल्यास मानसिक ताण कमी होतो. सामाजिक संवाद वाढवणे आणि सकारात्मक वातावरण निर्माण करणे आवश्यक आहे.

वजन वाढवण्यासाठी योग्य आहार

कमी वजन असलेल्या लोकांनी त्यांच्या आहारात पुढील पोषक घटकांचा समावेश केला पाहिजे : प्रथिनेयुक्त पदार्थ, कर्बोदके, फॅट्स, कॅल्शियम

वजन वाढवण्याचे फायदे

१. **स्नायूंची ताकद वाढते :** प्रथिने आणि इतर पोषक तत्त्वे योग्य प्रमाणात मिळाल्यास स्नायू मजबूत होतात.

२. **हाडांचे आरोग्य सुधारते :** कॅल्शियम आणि व्हिटॅमिन डी युक्त अन्न हाडे मजबूत करतात.

३. **त्वचेचे पोषण :** योग्य फॅट्स आणि व्हिटॅमिन यामुळे त्वचेचा तजेला टिकून राहतो.

वजन वाढवण्यासाठी आवश्यक पोषणतत्त्वे

१. **प्रथिने :** स्नायूंची ताकद वाढवण्यासाठी

स्त्रोत : अंडी, दुग्धजन्य पदार्थ, डाळी, सोयाबीन

२. **कर्बोदके :** ऊर्जेसाठी

स्त्रोत : भात, गहू, बटाटे, गोड फळे

३. **चरबी (फॅट्स) :** आरोग्यपूर्ण चरबी शरीरातील ऊर्जा टिकवून ठेवते.

स्त्रोत : सुकामेवा, खोबरेल तेल, लोणी

४. **व्हिटॅमिन आणि खनिजे :** हाडांसाठी आणि त्वचेसाठी

स्त्रोत : भाज्या, फळे, बीन्स, मासे

वजन वाढवण्यासाठी आहारातील महत्त्वाचे पदार्थ

१. **शाकाहारी आहार :** पोषणमूल्य (१०० ग्रॅम)

दूध : ४२ कॅलरी, ३.४ ग्रॅम प्रथिने, १ ग्रॅम चरबी; हाडे मजबूत, स्नायूंची वाढ

सोयाबीन : ४४६ कॅलरी, ३६ ग्रॅम प्रथिने, २० ग्रॅम चरबी; प्रथिनांचा उत्कृष्ट स्त्रोत

बदाम : ५७९ कॅलरी, २१ ग्रॅम प्रथिने, ५० ग्रॅम चरबी; आरोग्यदायी फॅट्स, त्वचेसाठी फायदेशीर

तूप : ९०० कॅलरी, १०० ग्रॅम चरबी; ऊर्जेचा चांगला स्त्रोत

ओट्स ; ३८९ कॅलरी, १७ ग्रॅम प्रथिने, ६६ ग्रॅम; पचन सुधारते,

२. **मांसाहारी आहार :** पोषणमूल्य (१०० ग्रॅम)

अंडी : १५५ कॅलरी, १३ ग्रॅम प्रथिने, ११ ग्रॅम चरबी

स्नायूंच्या ताकदीसाठी फायद्याचे

चिकन : १६५ कॅलरी, ३१ ग्रॅम प्रथिने, ३.६ ग्रॅम चरबी; प्रथिनांचा उत्कृष्ट स्त्रोत

मासे (साल्मन) : २०८ कॅलरी, २० ग्रॅम प्रथिने, १३ ग्रॅम चरबी; ओमेगा-३ फॅटी ॲसिडसाठी

दुधाचे पदार्थ : ९८ कॅलरी, ५ ग्रॅम प्रथिने, ७ ग्रॅम चरबी; हाडांसाठी कॅल्शियमयुक्त

इतर वजन वाढवणारे पदार्थ

सुकामेवा : बदाम, अक्रोड, काजू हे कॅलरी आणि फॅट्सने समृद्ध आहेत. नॅचरल शुगर आणि फायबरचा स्त्रोत.

फळे : केळी (८९ कॅलरी), आंबा (६० कॅलरी), द्राक्षे (६७ कॅलरी) त्वचेला पोषण देऊन ऊर्जा वाढवतात.

डाळी व कडधान्ये : हरभरा डाळ, मूग डाळ, मसूर डाळ प्रथिने आणि फायबरने समृद्ध

बटाटे आणि गोड बटाटे (रताळे) : ऊर्जा देणारे, कर्बोदके असलेले पदार्थ. भाजीत किंवा वरणात वापरले जाऊ शकतात.

स्मूदी आणि शेक : दुधात बदाम, केळी, आणि मध घालून स्मूदी तयार करा. ऊर्जा आणि पोषणतत्त्वे एकाच वेळी मिळवता येतात.

वजन वाढवण्यासाठी काही महत्त्वाच्या टिप्स

१. **थोड्या-थोड्या वेळाने खा :** एकच मोठ्या जेवणाऐवजी दिवसभरात पाच-सहा वेळा खाण्याचा सराव करा.
२. **व्यायाम :** वेट ट्रेनिंगद्वारे स्नायूंची ताकद वाढवता येते.
३. **पाणी प्या :** शरीर हायड्रेटेड ठेवणे महत्त्वाचे आहे.
४. **पुरेशी झोप घ्या :** झोपेत शरीराची पुनर्बांधणी होते.

यशकथा

दहा किलो वजन कमी केले आणि हृदयरोगाचा धोका टळला

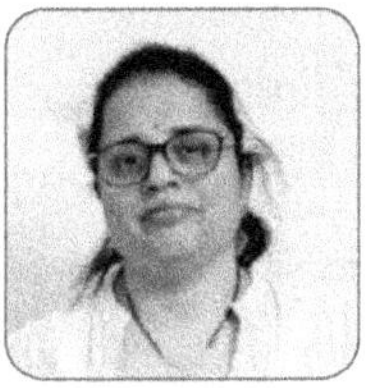

आहार हे औषध यासाठी आहे, ज्यामुळे अनेक आजारांपासून मुक्ती मिळू शकते. संगितातार्इंनी डाएट प्लॅन सुरू केल्या पासून, त्यांचे वजन तब्बल दहा किलो कमी झाले. त्यामुळे त्यांचा आत्मविश्वास प्रचंड वाढला. फ्रेश वाटू लागले. पूर्वी जीना चढताना तसेच चालताना पण खूप दम लागत होता. त्यामुळे अँजिओग्राफी करावी लागली. त्यानंतर त्यांनी वजन कमी करण्याचा निश्चय केला.

तसे खूप वेळा वेट लॉसचा प्रयत्न केला पण यश येत नव्हतं. पण डॉ. प्रणिती यांचे डाएट सुरू केले आणि सहजपणे वजन कमी करता आले. दर पंधरा दिवसांनी वजनाचा रिपोर्ट द्यावा लागायचा, त्यामुळे काहीही वेगळं खाताना मॅडम समोर दिसायच्या. त्यामुळे आपोआपच जे सांगितले ते खाण्याची सवय लागली. दहा किलो वजन कमी होणे हे स्वप्नवत होते, पण ते अगदी सोप्या पद्धतीने शक्य झाले. उतरलेले वजन पुन्हा वाढले नाही, हे त्याहून महत्त्वाचे.

– संगीता आचार्य

पीसोओडी कमी झाली आणि गर्भधारणा राहिली

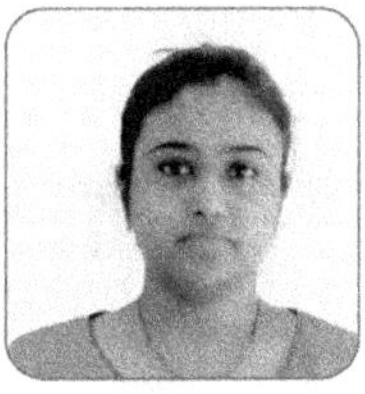

पीसीओडी ही समस्या सध्या मोठ्या प्रमाणात आढळून येते. त्याच्या मुळाशी अयोग्य आहार, व्यायामाचा अभाव, चुकीची जीवनशैली आहे. वैष्णवी यांनी डॉ. प्रणिता यांचे सोशल मीडियावरील व्हिडिओ पाहिले आणि त्यांचे मार्गदर्शन घेण्याचे ठरवले. त्यांच्या मार्गदर्शनाने नैसर्गिकरित्या वजन कमी केले. पीसीओडीचा त्रास कमी झाला. त्या नंतर त्या यशस्वीपणे गर्भवती देखील राहिल्या. आत्मविश्वास, आरोग्य, आनंद आणि समाधान अनुभवत त्यांच्या संसार वेलीवर छान फुलं उमलली हे केवळ योग्य आहातून शक्य झाले.

– वैष्णवी घोगरे

तीन महिन्यांत साडेनऊ किलो वजन उतरले

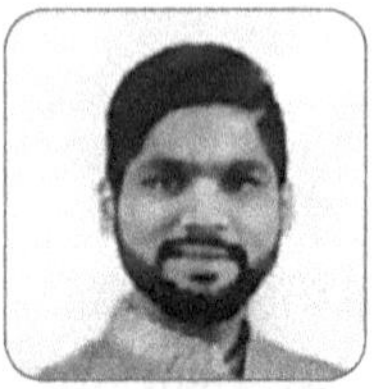

परदेशात असताना भारतीयांच्या खाण्यावर अनेक मर्यादा येतात. बाहेरील आहार घेताना तो सूट होत नाही. त्यामुळे वजन वाढण्याची शक्यता वाढते. रोहन कुलकर्णी यांनी डॉ. प्रणिता अशोक यांच्याकडे आहारविषयक मार्गदर्शन घेतले. त्यानंतर केवळ घरगुती आहाराच्या मदतीने तीन महिन्यांत ९.५ किलो वजन कमी केले. आहार संतुलित आणि त्यात कोणतीही क्लिष्टता नसल्याने रोहन यांना त्यात सातत्य ठेवणे शक्य झाले. वजन कमी झाल्याने त्यांच्या आत्मविश्वास वाढला. कामासाठी ऊर्जा वाढली. जीवनशैलीत सकारात्मक बदल करणे शक्य झाले.

– रोहन कुलकर्णी (स्वीडन)

ॲसिडिटी पूर्ण गेली

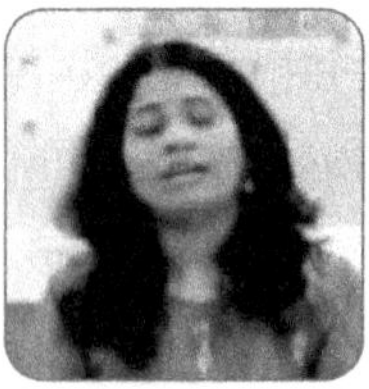

रोज आम्लपित्ताची गोळी घ्यावी लागत होती, या आहारामुळे आम्लपित्त पूर्णपणे कमी झाले, वजनही घटले, आता गोळी बंद झाली असून ऊर्जा पातळी लक्षणीयरीत्या वाढली आहे आणि आरोग्य आत्मविश्वास व सकारात्मक बदल घडले.

– अश्विनी कुलकर्णी

मधुमेह नियंत्रणात आणला

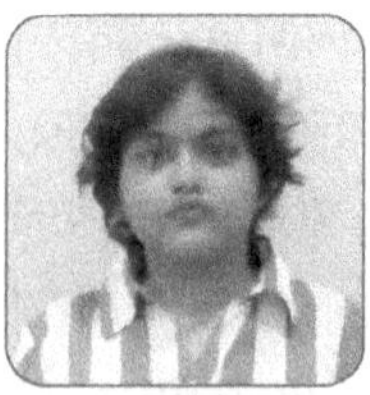

मधुमेह योग्य आहाराने सहजपणे नियंत्रणात आणता येतो. त्यासाठी हवे सातत्य. आहाराचे नियोजन आणि व्यायामाची जोड. २३ वर्षीय हर्षदा हिने डॉ. प्रणिता अशोक यांचे मार्गदर्शन घेतले. आहारात योग्य बदल केले. त्यामुळे हर्षदा चे Hba1c ११ वरुन ६.८ पर्यंत खाली आली. मधुमेहाशिवाय इतर गोळ्याही कमी झाल्या. योग्य वयात वजनाचे व्यवस्थापन केल्याने भविष्यातील अनेक गुंतागुंत टाळण्यात यश आले.

– हर्षदा धुमाळे

वीस किलो वजन कमी झाले आणि गुडघेदुखी, युरिक ॲसिडचा त्रास संपला...

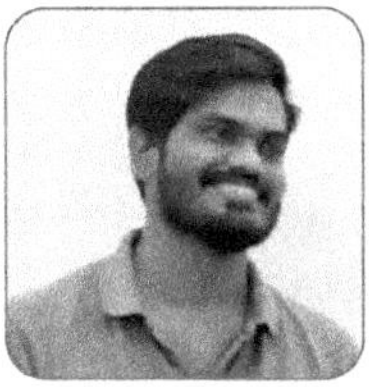

स्पर्धा परीक्षांचा अभ्यास करणाऱ्या प्रतीकला गुडघेदुखी, युरिक ऍसिड यांचा त्रास होता. त्याला चालताना धापही लागत होती आहारात योग्य ते बदल करून घेतले. आणि त्याने तब्बल वीस किलो वजन कमी केले. त्यामुळे त्याची गुडघेदुखी, यूरिक ॲसिड चा त्रास कमी झाला. त्याच्या त्वचेचा पोत सुधारला आणि अभ्यास करण्यातील एकाग्रताही वाढली. त्यामुळे योग्य आहार घेणे ही अत्यावश्यक बाब आहे.

प्रीतम

लहान मुलांनादेखील फायदा झाला

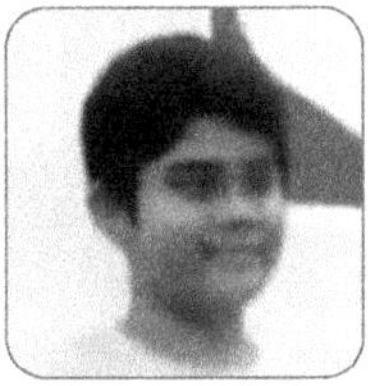

अक्षित शाह याने दोन महिन्यांत सहा किलो वजन कमी केले, तसेच त्याला खाण्याच्या चांगल्या सवयी लागल्या. पचन शक्ती सुधारली एकूण आरोग्यात सकारात्मक बदल झाला.

चार महिन्यांत २० किलो वजन कमी झाले!

या डाएटमध्ये असे काही नव्हते, की हे सोडा, ते खाऊ नका. त्यामुळे आवडीचे सर्व

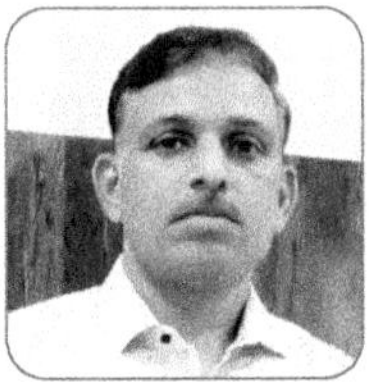

पदार्थ खाऊनही वजन कमी करणे शक्य झाले. या आधीही मी एक वेळ जेवण किंवा दिवसांत दोनदाच जेवण असे खूप प्रकारचे डाएट केले. त्यात वजन कमी झाले; पण हे डाएट मी जास्त काळ करू शकलो नाही.

डॉ. प्रणिता यांच्या डाएटमुळे वजन कमी झाले; पोटाचा आणि कमरेचा घेर कमी झाला; गुडघेदुखी बंद झाली; धावण्याचा स्टॅमिना वाढला; गॅसेसचे प्रमाण कमी झाले; घोरणे बंद झाले; पोटफुगी कमी झाली; खूप हलके वाटते; खूप थकवा जाणवायचा, तो नाहीसा झाला; आणि सर्वांत महत्त्वाचे, लोकांचा माझ्याकडे बघण्याचा दृष्टिकोन बदलला! 'संयम आणि शिस्त' हे या डाएटबद्दल माझे ब्रीदवाक्य आहे.

– विठ्ठल लाटेकर

लेखिका परिचय

डॉ. प्रणिता अशोक

MBBS, MD (Physiology), Ph.D.
(Nutrition and Metabolism), Fellowship in diabetes

- आहारशास्त्र, चयापचय (Metabolism) आणि ओबेसिटी मॅनेजमेंट तज्ज्ञ
- भारती विद्यापीठ वैद्यकीय महाविद्यालयात २० वर्षे असोसिएट प्रोफेसर
- पॅसिफिक मेडिकल कॉलेज, उदयपूर येथे ऑननरी असोसिएट प्रोफेसर

संशोधन आणि जागतिक गौरव

आंतरराष्ट्रीय जर्नल्समध्ये मधुमेह, स्थूलत्व व पोषण या विषयांवर ४३हून अधिक शोधनिबंध प्रसिद्ध; संशोधनकार्याची दखल घेऊन अमेरिका, इंग्लंड, सिंगापूर, जपान, इटली येथील नामांकित संस्थांकडून 'ट्रॅव्हल अवॉर्ड्स' देऊन गौरव

पुरस्कार आणि सन्मान

आंतरराष्ट्रीय : एशिया पॅसिफिक मेडिकल एक्सलन्स अवॉर्ड-२०२३, इंटरनॅशनल अचिव्हर्स अवॉर्ड-२०२४, फेलोशिप ऑफ डायबेटिस इंडिया -२०२५

राष्ट्रीय : टाइम्स हेल्थ आयकॉन अवॉर्ड - २०२१, यंग रिसर्चर अवॉर्ड, अहमदाबाद, वूमन सायंटिस्ट अवॉर्ड - २०२१;

सामाजिक : 'उंच माझा झोका' हेल्थ पिलर अवॉर्ड, 'ब्युटी टुडे' प्रतिभा पुरस्कार -२०२४

अनुभव आणि रुग्णसेवा

दहा हजारांहून अधिक रुग्णांवर यशस्वी उपचार; लहान मुलांमधील स्थूलत्व निवारण; पीसीओडी आणि थायरॉईड असे हार्मोनल आजार निवारण; कॉर्पोरेट कर्मचाऱ्यांचे आरोग्य आदी विषयांवर मार्गदर्शन;

वर्तमानपत्रे, मासिके आणि सोशल मीडिया मधून आरोग्य साक्षरतेचे कार्य;

पोलीस दल, महाविद्यालये आणि शैक्षणिक संस्थांमध्ये आरोग्यविषयक व्याख्याने

संपर्क आणि क्लिनिक

पुणे : शॉप नं. ५२-५४, 'बी' विंग, तिसरा मजला, के. के. मार्केट, बालाजी नगर, पुणे (वेळ : ४:३० ते ७:३०, शनिवारी - रविवारी बंद)

मुंबई : खारघर, नवी मुंबई (फक्त शनिवार-रविवार, अपॉइंटमेंट आवश्यक)

आहारविषयक जनजागृती अभियान : मोफत डाएट टिप्ससाठी व्हाट्सॲपवर ९५४५० ८५०८५ या क्रमांकावर आपले नाव टाइप करून सामील व्हा.

Online Nutrition Courses

Course	Topic	Duration	Qualification	Language
Certificate Course in Basic Food / Nutrition	Fat, Protein, Carbohydrates, Basics in Calories Calculation	1 Week	10th Pass	Marathi / English
Certificate Course in Advanced Nutrition I	Basic Course + Exercise, Water, Fibers, Preservative, Calories Calculation (More Details)	2 Week	12th Pass	Marathi / English
Certificate Course in Advanced Nutrition II	Basic Course + Advance + Child Diet and all Fad Diet (Protein / Keto etc.)	4 Week	Graduate	Marathi / English
Self Prevention of Diabetes	Diet, Exercise, Self Assessment	2 Week	12th Pass	Marathi / English
Advanced Course in Food & Nutrition Science	Physiology of Obesity and Importance of Nutrition	29 Days	Doctors of all Branches and Specialities	English

Facebook Instagram YouTube

सकाळ प्रकाशनाची इतर पुस्तके

- आहारमंत्र - प्रतिबंधात्मक आणि उपचारात्मक आहारतत्त्वे
- क्रे विंग - खाण्याचे व्यसन
- बदलू जीवनशैली आरोग्यासाठी
- आरोग्याचा मूलमंत्र
- स्पर्धात्मक योगासने
- मधुमेह : बिन साखरेची थिअरी
- स्त्रियांचे आजार व उपचार
- हेल्दी ब्रेकफास्ट : 101 रेसिपी
- मनापासून मनाकडे...
- सूर्यनमस्कार
- ध्यानस्वास्थ्य
- मधुमेह : बिन साखरेची थिअरी
- मनमोकळी आरोग्यचर्चा... डॉ. ह. वि. सरदेसाई यांच्याशी
- संपूर्ण आरोग्य सर्वांसाठी

www.ingramcontent.com/pod-product-compliance
Lightning Source LLC
Chambersburg PA
CBHW071343230926
51846CB00002B/427
9789347138218